JN039782

コロナ危機後の
医療・社会保障改革

二木 立

勁草書房

はしがき

　本書の最大の目的は，2020年に日本と世界で突発した新型コロナウイルス感染症（COVID-19）が日本医療に与える影響を複眼的に分析・予測することです．併せて，安倍晋三内閣が2019～2020年に示した医療・社会保障改革方針（予防医療推進，地域医療構想，地域包括ケアと地域共生社会，全世代型社会医保障改革）を複眼的・批判的に検討し，それを通して，20年代初頭の医療と社会保障改革の見通しを示します．

　本書は序章と終章を含めて全7章構成です．各章の要旨は，各章冒頭に示したので，以下，各章で私が特に強調したいことを述べます．

　序章「新型コロナウイルス感染症と医療改革」の第1節で一番強調したいことは，コロナ危機は中期的には日本医療への「弱い」追い風になることです．「弱い」追い風を少しでも強くするためには，財源の確保が不可欠で，租税財源の多様化と社会保険料の引き上げに加え，「コロナ復興特別税」（仮称）の創設を提案します．第2節は短期的分析で，コロナ危機により日本の医療機関全体が大きな経営危機に直面しているため，「社会的共通資本」である医療機関への緊急の公的財政支援が不可欠であることを強調します．

　第1章「経済産業省主導の予防医療推進策の複眼的検討」で一番強調したいことは，安倍内閣が経産省主導で進めている，予防医療の推進により医療費抑制と「ヘルスケア産業」育成の同時実現を目指す政策がエビデンスに基づかないファンタジーであり，すでに行き詰まりを見せていることです．

　第2章「日本の病院の未来と地域医療構想」では，1980年代以降の厚生労働省の病院政策を鳥瞰した上で，「地域密着型の中小病院」の未来は，地域医療構想や地域包括ケアに積極的に参加すれば，決して暗くないことを強

調します.

　第3章「地域包括ケアと地域共生社会」では，地域包括ケアが「システム」ではなく「ネットワーク」であることが関係者の共通理解となったことを踏まえて，地域包括ケアでは「多職種連携」が不可欠であること等を強調します．あわせて「改正社会福祉法」（2020年6月成立）の参議院付帯決議で，「社会福祉士や精神保健福祉士の活用」が明記された意義を指摘します．

　第4章「『全世代型社会保障改革』関連文書を複眼的に読む」で一番強調したいことは，安倍内閣の金看板だったハズの「全世代型社会保障改革」が「骨太方針2020」で消失しているほど〈軽い〉ことです．

　第5章「医療経済・政策学の基礎知識と論点」の第2～4節は，医療経済・政策学の論点の原理的な検討で，患者の「選択の自由」，医療政策の目標の「トリレンマ説」（医療の質，アクセス，費用抑制は同時に満たせない），医療の質・効果を「アウトカム」で評価する等の通説の誤りを指摘します．

　終章「私の『医療者の自己改革論』の軌跡」では，日本の医療改革で不可欠である「医療者の自己改革」についての私の考えと提案の変化・「進化」（?）を回顧します.

　私は，1991年に出版した『複眼でみる90年代の医療』（勁草書房）以来，現実の医療と医療政策の光と影を複眼的に分析し，将来予測することをモットーにしています．コロナ危機で，医療機関と医療従事者，患者と国民が強い不安を感じている現在こそ，この複眼的視点が必要と思います．

　「本当のプラス思考とは，絶望の底で光を見た人間の全身での驚きである．そしてそこへ達するには，マイナス思考の極限まで降りていくことしか出発点はない」（五木寛之『大河の一滴』幻冬社文庫，1991，41頁）.

　2020年7月

　　　　　　　　　　　　　　　　　　　　　二　木　　立

目 次

第5章　医療経済・政策学の基礎知識と論点

終　章　私の「医療者の自己改革論」の軌跡

序　章　新型コロナウイルス感染症と医療改革

　2020 年前半に生じた新型コロナ感染症（COVID-19. 以下コロナ）「パンデミック」（世界的感染爆発）は，短期的にも中長期的にも，世界と日本の今後の社会・経済，医療・社会保障のあり方に重大な影響を与えることが確実視されています．序章では，それが日本とアメリカの今後の医療改革に与える影響を検討します．

　第 1 節は中期的検討で，コロナ危機は中期的には日本医療への「弱い」追い風になるとの私の予測を示し，この判断の理由を述べます．私はコロナ危機後は，厳しい医療費抑制政策には歯止めがかけられ，保健所機能が強化され，地域医療構想についても 3 つの見直しがなされると予測します．コロナ危機対策の財源確保のためには，租税財源の多様化と社会保険料の引き上げが不可欠であり，それに加えて「コロナ復興特別税（仮称）」が導入されることに期待します．最後に，財源を国債発行のみに依存することは不可能であると指摘します．

　第 2 節は短期的検討で，コロナ対策を柱とする 2020 年度第二次補正予算中の「医療・福祉の提供体制の確保」策を複眼的に評価します．この施策は，従来の政策と比べると画期的と評価できますが，コロナ患者を受け入れていないが患者の受診控え等により経営困難に陥っている医療機関への支援がほとんど含まれていません．そこで，医療機関は「社会的共通資本」であるとの視点から，経営困難に陥っている医療機関全体への公的財政支援の必要性を述べ，そのための方法と財源を考えます．最後に補論で，「医療安全保障」の観点から病院経営に「余裕」を持たせるための診療報酬改革について述べます．

　第 3 節では，コロナ感染爆発がアメリカの大統領選挙と医療政策に与える影響を，ガネシュ氏の論説とフュックス教授が 1991 年が発表した見通しも紹介しながら，複眼的に予測します．

第1節　コロナ危機は中期的には日本医療への「弱い」追い風になる

（2020 年 7 月）

はじめに

　日本の新型コロナウイルス感染症（正式名称は covid-19. 以下，コロナ）患者の新規報告数は，2020 年 4 月後半から減少に転じ，安倍晋三内閣は同年 5 月 25 日に全都道府県で「非常事態宣言」を解除しました［以下，西暦年の記載のない月・日は，すべて 2020 年］．ただし，コロナの流行が完全に収束したわけではなく，今後，第二波，第三波の流行が起きる可能性も高いため，医療関係者・医療機関はそれに備えた体制を維持することを求められています．さらに，コロナ患者を受け入れた病院が大幅な出費増と収入減に直面しているだけでなく，それ以外の多くの病院・診療所も受診手控えによる患者減少等により，経営困難に直面しています．

　そのため，医師・医療関係者には，今後の医療について悲観的な見方をする方が多いと思います．しかし，私は，中期的，数年単位で考えればコロナ危機は，今後の医療分野への「弱い」追い風になると考えています．そこで本節では，私がこう判断する理由を述べます．

　私は，医療（政策）の将来予測をする際は，1991 年以来 30 年間，「プラス面」と「マイナス面」を複眼的に書くようにしていますが，今回は，現在大きな困難と不安を抱えている医療関係者に希望を持っていただきたいと思い，敢えて「プラス面」に力点を置いて述べます[1]．

1　2011年東日本大震災時の予測のスタンス

　私は，2011年3月11日の東日本大震災・東京電力福島第1原発事故
（3・11ショック）直後に発表した論文「東日本大震災で医療・社会保障政策
はどう変わるか？」で，大震災の影響を短期と長期（5～10年単位）に分け，
まず「短期的には医療・社会保障改革の大半が棚上げ」されると予測しまし
た．次いで，中長期的予測は①日本経済が復活するか否か，②国民の連帯意
識が長期間続くか否かで変わると考え，3つのシナリオ——「バラ色シナリ
オ」，「地獄のシナリオ」，「中間シナリオ」——を示し，「『中間シナリオ』が
実施される可能性」が強いと予測しました[(2)]．現時点で振り返ると，私の予測
は概ね妥当だったと判断しています．そこで，コロナ拡大が日本医療に与え
る影響の予測も，これと同じスタンス・分析枠組みで，しかし上述した理由
から「プラス面」に力点を置いて，行います．

2　厳しい医療費抑制政策には歯止め

　コロナが日本経済に重大な影響を与えることは確実で，それによるＧＤＰ
の落ち込みは2008年のリーマンショック（世界金融危機）や上記3・11ショ
ックを上回ると予測されています．これが医療・社会保障の長期的な財源確
保に重大な障害になることは確実です．
　しかし，国民意識の変化という面では，非常時における医療の役割・重要
性が広く理解されたことが見落とせません．具体的には，コロナ患者に対す
る保健所と医療機関・医療者の献身的な活動と「医療崩壊」の危機が連日の
ように報じられたため，国民はコロナ罹患の危険と保健・医療の重要性，国
民皆保険制度の大切さを「肌感覚」で実感するようになりました．その象徴
は，コロナと戦う医療従事者に感謝したり，応援する市民の自発的動きが全
国津々浦々で起こっていることです．3・11ショック後に高まった国民の社

会連帯意識は残念ながら長続きしませんでしたが，このような「肌感覚」は相当長く続くと思います．

　現実に，安倍晋三内閣が 5 月 27 日に閣議決定した 2020 年度第二次補正予算案（総額 31 兆 9114 億円）には「医療提供体制等の強化」に約 3 兆円が計上されました（財務省発表資料では 2 兆 9892 億円．厚生労働省発表資料では，「ウイルスとの長期戦を戦い抜くための医療・福祉の提供体制の確保」2 兆 7179 億円）．これは日本医師会が「第二次補正予算に向けた新型コロナウィルス感染症（COVID-19）対応に当たる医療機関への支援」として求めていた 7 兆 5213 億円には及びませんが，過去に例のない巨額です．私が特に画期的と思うのは，コロナ患者を受け入れる医療機関等に交付される「新型コロナウイルス感染症緊急包括支援交付金」が 2 兆 2370 億円（うち医療 1 兆 6279 億円，介護等 6091 億円）積み増しされたことです．これは第一次補正予算の「包括支援交付金」1490 億円の 15 倍，2020 年度診療報酬改定時の本体 0.55 ％増のための国費負担増 600 億円のなんと 37 倍です［→第二次補正予算の詳しい分析は第 2 節］．

　これは「短期」の「緊急対策」ですが，国民意識の変化と医療機関の経営困難が今後相当長期間続くと予想されていることを踏まえると，コロナが収束した後に，政府が「中期的」に緊縮財政に転換した場合にも，従来の厳しい医療費抑制政策を復活・強化すること，少なくとも医療費（伸び率）の厳しい抑制目標を設定することは極めて困難になると予測します．

　もちろん，論理的には，違う可能性・シナリオも考えられます．中村秀一氏（国際医療福祉大学教授）も，「今回の新型コロナウィルスは一つのリトマス試験紙だ」として，「この試練を経た後，自己責任を重視し，市場の力に委ねる社会が強いのか，連帯を大切にする社会が強いのかが問われる」と指摘しています(3)．小泉純一郎内閣時に医療分野への市場原理導入政策を先導した竹中平蔵氏（東洋大学教授）は，そのものズバリ「教育や医療，規制緩和の議論を」と主張しています(4)．しかし，私は，今回のコロナ危機を通して，国民が医療を平等に受けることの重要性を「肌感覚」で理解したこと，およ

び今後もコロナや別の新しい感染症の大流行が起こりうることを考えると，医療アクセスの制限につながる厳しい医療費抑制政策，ましてや医療分野への本格的な市場原理導入政策が復活する可能性はごく低いと判断しています．

3　保健所の機能強化

　保健・医療の提供体制については，まず，今回のコロナ対策の第一線を担った保健所の機能強化が図られると思います．橋本英樹氏（東京大学教授・公衆衛生学）は，日本独自の「保健所のシステムが感染拡大を抑えた」，「保健所こそ［新型コロナウイルス克服の］影のヒーロー」と強調しており，私も同感です．[5]

　しかし，1994年施行の地域保健法により，対人保健サービスの多くが保健所から市町村の事業に移管された結果，保健所数は1994年の848か所から2019年の472か所へとほぼ半減し，それが保健所がコロナ対応を迅速に進める上で重大な障害になりました．全国20の政令指定都市のうち複数の保健所があるのは福岡市だけです．今回，コロナ患者が大量に生じた大阪市は，人口が全国第2位（274万人）であるにもかかわらず保健所が1か所しかないだけでなく，支所もありません．人口第1位（375万人）の横浜市にも保健所は1か所しかありませんが支所（福祉保健センター）が全18区にあり，人口第3位（233万人）の名古屋市にも支所（保健センター）が全16区にあります．ちなみに，人口965万人の東京都区部には全23区に保健所があります．

　今回のコロナ対策で司令塔的役割を果たした「新型コロナウイルス感染症対策専門家会議」の尾身茂副座長も，5月4日の記者会見で，「今後PCR検査を拡充するにあたり困難になっているポイント」の第1に，「帰国者・接触者相談センター機能を担っていた保健所の業務過多」，「保健所職員がずっとかなり減らされてきた」ことをあげました．鈴木康裕厚生労働省医務技監も「保健所の人員はずっと減らしてきているので，大変な状況になってし

まいました．今後は，こうした状況をしっかり受け止められる行政システムを作っておくべきだと思います」と発言しています[6]．そのため，今後，コロナ感染が収束した後にも，将来の新たな感染症の発生に備えて，保健所の機能強化が図られる可能性は大いにあると思います．

4　地域医療構想の3つの見直し

　保健・医療の提供体制のうち，地域医療構想についても，以下の3つの見直しが図られると思います．**第1**に，現在の地域医療構想の「2025年の医療機能別必要病床数」には感染症病床が含まれていませんが，それが加えられるのは確実です．感染症病床は2000年の2396床から2018年の1882床に減少していますが，将来の新たな感染症の発生に備えて，病床数の大幅増加が図られると予測します．この点については，横倉義武日本医師会会長も，5月26日の緊急記者会見で，「二次医療圏ごとに感染症病床を一定数確保することが必要だ」と述べ，議論を急ぐ必要があるとの考えを示しました（ミクスオンライン 2020/05/27）．

　第2に，「2025年の医療機能別必要病床数」で想定されている高度急性期・急性期病床の大幅削減の見直しが図られると予測します．その際，ＩＣＵ（集中治療室）の大幅拡大は必須となります．ＩＣＵの定義は国によって異なりますが，厚生労働省医政局「ＩＣＵ等の病床に関する国際比較について」（5月6日）に基づいて，日本の「人口10万人当たりＩＣＵ等病床数」に「ハイケアユニット入院管理料の病床」を加えても13.5床で，ヨーロッパで医療崩壊を防いだドイツの29.2万床の半分以下（46％）にすぎず，医療崩壊が生じたイタリア（12.5床），フランス（11.6床）と同水準です．それとの関連で，病床削減の大きな柱とされてきたが，高度急性期・急性期の機能を担うことが多い公立病院の統廃合計画も大幅な見直しがされると考えます．私は，公立病院の統合による機能強化は今後も進められると思いますが，それとワンセットで計画されている病院の廃止・病床削減は相当見直されると

予測します.

　第3は,「効率」一辺倒で余裕（slack）のない地域医療構想のスタンスが見直され, 将来生じる可能性がある様々な大災害（新たな感染症の発生, 南海トラフ地震や首都直下型地震等の大地震, さらには富士山噴火等）にも迅速に対応する**「医療安全保障」**という視点から, 各都道府県および全国で, ある程度余裕を持った病床計画（特に高度急性期・急性期病床）が立てられるようになると思います［→そのための診療報酬改革は第2節【補論】］.

　そのため, 私は日本医師会の松本吉郎常任理事, 横倉義武会長の以下の発言に賛成です.「現状の新型コロナウイルスの感染拡大の状況をみると, ベッドを減らす政策が行われてきたことが仇になっていると痛感せざるを得ません.（中略）いざというときのために, 空床を確保しておくことは絶対に必要です. 今起きていることは, これまでの病床削減の政策が間違っているということの教訓だと思います」（松本氏）[7].「幸いなことに, 地域医療構想が徐々に進められてきたために, まだ病床の統合再編が行われている地域が少なかった. 今回多くの患者が発生し, かなり"医療崩壊"に近いところまで追い込まれたが, 何とかそれを持ち堪えることができたのは, そのスピードの遅さがよかったと理解している. 我が国の医療提供体制は, ある意味で無駄に見えていたものが, 今回の感染では非常に役に立った」（横倉氏. m3.com レポート. 2020 年5 月27 日）.

　地域医療構想を「効率」一辺倒と呼ぶことには異論もあると思いますが, 厚生労働省医政局は2019 年9 月に発表した「地域医療構想の実現に向けて」で,「地域医療の目的」を「地域ごとに効率的で不足のない医療提供体制を構築する」ことに限定し, それまで必ず効率的とワンセットで用いていた「質の良い医療」という表現を削除しています[8].

5 「コロナ復興特別税」への期待

　このような保健所機能や医療提供体制の強化には相当の財源が必要です.

私は前者はもちろん，後者についても診療報酬のみで賄うことは困難で，租税財源の特別措置による補完が必須と考えます．

その財政規模は，国民がどの程度の負担増を認めるかで変わりますが，従来のように，「増大する社会保障費の財源を確保するため」との抽象的理由付けよりは，「保健・医療の充実のため」との理由付けの方が具体性があり，国民の支持は得られやすいと判断しています．

その際，従来のような「消費税一本足打法」ではなく，租税財源の多様化（所得税の累進制の強化，固定資産税や相続税の強化，法人税率の引き下げの停止や過度の内部留保への課税等）［と社会保険料の引き上げ］が不可欠と思います⁽⁹⁾.

私はそれに加えて，東日本大震災後の「復興特別税」と同様の「コロナ復興特別税」（仮称）が導入され，保健・医療の充実に加えて，コロナにより医療同様に大きな被害を受けた介護・福祉事業や従業員の救済，および失業者・経営困難に陥った企業の救済（額としてはこれが一番多い）等が総合的に進められることを期待しています．東日本大震災「復興特別税」は所得税（基準所得税額の 2.1% × 25 年間）・法人税（2 年で廃止）・住民税から成り，2013 年度の歳入予算は 1 兆 2340 億円でした．当初は復興特別たばこ税導入も検討されましたが，最終的に見送られました．

ただし，コロナ緊急対策により国家財政がさらに逼迫すること，および国民のコロナ罹患への不安は強まったが，それを通して国民の社会連帯意識が強まったとは必ずしも言えないことを踏まえると，残念ながら，医療分野に継続的に大幅な税財源が投入される可能性は大きくはないと思います．私が本節の冒頭で，〈コロナ問題は，今後の医療分野への「弱い」追い風になる〉と控えめに書いたのはそのためです．

6　財源を国債発行のみに依存することは不可能

なお，医療関係者の中には，国民の負担増を一切拒否し，財源は国債発行で賄うべきと主張する方もいますが，それは空論です．もちろん，2020 年

度の第一次・第二次補正予算の財源はほぼ国債発行で賄われるし，欧米諸国のコロナ対策もほとんどが国債発行を原資としています．しかしそれはあくまで緊急避難で，コロナ危機が収束した後には，国債の発行を段階的に減らすために，国民負担増（租税と社会保険料の引き上げ）が必要になります．そもそも，国債発行は現役世代から将来世代への負担の先送り・「コストシフティング」にすぎません．

　一部の方は，MMT（現代金融理論）に依拠して，主権国家は国債を無制限に発行できると主張していますが，それは誤解で，MMTも「インフレが政府支出の制約となる」ことを認め，その「場合は政府支出を増やすのではなく，むしろより多くの税金を課し，通貨に対する需要を増加させるべき」と主張しています[(10)]．言うまでもありませんが，そのときは厳しい歳出削減も同時に行われ，社会保障関係費も大幅に抑制されます．

おわりに——医療抜きの「生活モデル」の破綻

　以上，コロナ危機が中期的には日本医療への「弱い」追い風になると私が判断する理由を説明してきました．

　最後に，コロナ危機で明らかになった医療の理念問題について簡単に述べます．社会福祉・社会学研究者や高齢者ケア関係者には，今まで，急性期医療の重要性を軽視・否定し，「医療モデル」（戯画化した急性期医療モデル，生物医学モデル）から「生活モデル」への転換，あるいは「キュアからケアへの転換」を主張する方が少なくありませんでした．しかし，コロナという「生きるか死ぬか」の問題を前にして，そのような観念的主張は一気に説得力を失いました．そのため，今後求められているのは「社会保障制度改革国民会議報告書」（2013年）が提起した，「治す医療」から「治し，支える医療」への転換であることがより明確になったと言えます．

　[医療・福祉関係者の中には，急性期医療は「治す医療」（cure），慢性期医療や人生の最終段階の医療・ケア（終末期医療・ケア）は「支える医療」（care）と

9

機械的・二項対立的に理解している方もいます．しかし，「治す医療」と「支える医療」は，程度の差はあるものの，両方で必要とされます．「地域包括ケア研究会2015 年度報告書」も，「人生の最終段階におけるケアのあり方を模索する」(13頁)で，「超高齢社会においては，(中略) 人生の最終段階の医療や介護のあり方を含め，『治し・支える医療』が求められている」と，「社会保障制度改革国民会議報告書」(2013 年) の提起を肯定的に引用しています.」⁽¹¹⁾

文献

(1)　二木立『複眼でみる 90 年代の医療』勁草書房，1991，序章「将来予測のスタンス──『原理からではなく事実から出発』」(1-6 頁).

(2)　二木立「東日本大震災で医療・社会保障政策はどう変わるか？」『日本医事新報』2011 年 4 月 16 日号 (4538 号)：33-34 頁 (二木立『TPP と医療の産業化』勁草書房，2012，11-15 頁).

(3)　中村秀一「(インタビュー) ポスト消費税 10％の社会保障について議論を」『週刊社会保障』2020 年 5 月 4-11 日号 (3070 号)：22-26 頁.

(4)　竹中平蔵「(インタビュー) 教育や医療，規制緩和の議論を，デジタル化の遅れ挽回する好機」『週刊エコノミスト』2020 年 6 月 2 日号：18-19 頁.

(5)　橋本英樹「(インタビュー) 新型コロナウイルスの克服 (全 5 回)」「テンミニッツ TV」2020 年 4 月 1 日 (収録は 3 月 27 日) http://10mtv.jp/pc/content/lecturer_detail.php?lecturer_id=244

(6)　鈴木康裕「(インタビュー)『新型コロナ対策』として厚生労働省が行ってきた事」『集中』2020 年 6 月号：56-58 頁.

(7)　松本吉郎「(インタビュー) 令和 2 年度診療報酬改定　機能強化加算や働き方改革対応　支払い側委員との議論の結果を評価」『社会保険旬報』2020 年 5 月 1 日号 (2782 号)：6-12 頁.

(8)　二木立「地域医療構想における病床削減目標報道の 4 年間の激変の原因を考える」『文化連情報』2020 年 1 月号 (502 号)：16-22 頁【本書第 2 章第 2 節】

(9)　二木立『地域包括ケアと医療・ソーシャルワーク』勁草書房，2019，序章「国民皆保険制度の意義と財源選択を再考する」(1-9 頁).

(10)　島倉原『MMT とは何か』角川新書，2009，98-100 頁.

(11)　二木立『地域包括ケアと福祉改革』勁草書房，2017，29 頁.

第2節　第二次補正予算の「医療・福祉提供体制の確保」策の評価と経営困難な医療機関への財政支援のあり方

（2020 年 8 月）

はじめに

　新型コロナウイルス感染症（正式名称は COVID-19. 以下コロナ）対策を柱とする 2020 年度第二次補正予算（一般会計で 31 兆 9114 億円. 財源は全額国債）が 2020 年 6 月 12 日成立しました［以下，西暦年の記載のない月・日は，すべて 2020 年］. 安倍晋三首相はそれを閣議決定した 5 月 17 日，医療提供体制や検査体制の充実を重要な柱に位置づけ，「2 兆円を超える予算を積み増した」と説明しました. 厚生労働省分は 4 兆 9733 億円で，そのうち 2 兆 7179 億円（54.7％）が「ウイルスとの長期戦を戦い抜くための医療・福祉の提供体制の確保」に充てられています. 本節では，これの複眼的評価を行ないます. 併せて，直接コロナ患者の診療は行っていないが，患者減少等のため経営困難に陥っている一般の医療機関への経営支援の必要性と方策についても検討します.

1　巨額の予備費は財政民主主義を形骸化

　その前に，第二次補正予算自体の問題点を指摘します. 最大の問題は，10兆円（予算の 31.3％）もの「予備費」が計上されていることです. これに，20 年度当初予算中の 5000 億円と第一次補正予算中の 1 兆 5000 億円を加えると，総額 12 兆円となります. ちなみに過去最大の予備費は，リーマンショック（世界金融危機）直後の 2009 年度当初予算の 1 兆円であり，今年度の

11

予備費総額はなんとその 12 倍です.

　このような巨額の予備費は，国の財政運営は「国会の議決に基づく」と定める憲法 83 条の「財政民主主義」を形骸化するものと言えます. 予備費は憲法 87 条で「内閣の責任で支出することができる」とされ，国会の事後承諾が定められています. しかしこれは 83 条の例外的位置づけであり，10 〜 12 兆円という巨額の予備費は，同条の趣旨を逸脱しています. 今後，野党の追及を避けるために，三次補正を編成せずにすませて会期延長を避け，当分臨時国会も召集しないとの思惑がうかがえます.

　この点については，自民党の石破茂元幹事長も「使途に国会審議を経る必要のない予備費 10 兆円は財政民主主義の観点から議論の余地がある」と指摘し，土居丈朗慶應義塾大学教授（財政学）も「追加の対策が必要になれば第 3 次補正予算案として国会審議するのが通常の対応だ. 巨額の予備費を計上する前例を作ると将来に禍根を残す」と批判しています（「日本経済新聞」6 月 3 日朝刊）.

　第一次・第二次補正予算には，中小零細企業の倒産防止や雇用維持の柱とされる「持続化給付金事業」（一次・二次補正合計 4 兆 2576 億円）を 769 億円で事務受託した「サービスデザイン推進協議会」がそれの 97 ％分を広告大手電通に再委託していたことや，「Go To キャンペーン」（一次補正 1 兆 6794 億円）の事務委託費の上限が総事業費の 18.4 ％の 3095 億円に設定されていること等，不透明な問題が少なくありません. しかも第二次補正予算は，10 兆円の予備費を除けば，ほぼ半分が経済産業省の事業であり，経産省主導と言われる安倍内閣の性格が如実に表れていると言えます.

2　「医療・福祉の提供体制の確保」策は画期的だが……

　次に厚生労働省分の第二次補正予算中の「ウイルスとの長期戦を戦い抜くための医療・福祉の提供体制の確保」（以下，「医療・福祉の提供体制の確保」）2 兆 7179 億円の中身を検討します. なお，財務省資料では，「医療提供体制

等の強化」は，これに「ワクチン・治療薬の開発等（2055億円．厚生労働省資料ではこれは「検査体制の充実，感染拡大防止とワクチン・治療薬の開発」に含まれる）」等を加えた2兆9892億円とされています．

　「医療・福祉の提供体制の確保」の82.3％は「新型コロナウイルス感染症緊急包括支援交付金の抜本的拡充」2兆2370億円であり，これは第一次補正予算の「緊急包括支援交付金」1490億円の15倍です．このような巨額が積み増しされたことは，コロナと戦う医療機関・医療従事者への国民の支援・感謝の高まりを追い風にして，日本医師会等の医療団体が積極的な予算要求を行った成果と言えます．

　「緊急包括支援交付金」には，コロナ患者を受け入れる重点医療機関の病床確保等（4700億円），コロナ患者を受け入れた医療機関等の医療従事者・職員への慰労金（2900億円），医療機関・薬局等の感染拡大防止策等の支援（2600億円）等が含まれます．これらは第二次補正予算で新たに追加されたものです．「空床確保料」の補助（コロナ対応の空き病床に最大30万円超を補助）と医療機関の医療従事者・職員への慰労金を最大20万円，約310万人に支給することは，史上初めての画期的施策です．

　私がもう一つ画期的だと思うことは，第一次補正予算の「緊急包括支援交付金」が医療機関のみを対象にしていたのと異なり，第二次補正予算の「緊急包括支援交付金」では新たに介護・障害・子どもの3分野も対象になり，6091億円が計上されたことです（「医療」は1兆6279億円）．

　他面，これらの支援はコロナ患者を受け入れた医療機関を対象としており，コロナ患者は受け入れていないが，患者の受診控え等により経営困難に陥っている医療機関への支援はほとんど含まれていません．「医療・福祉提供体制の確保」には「医療・福祉事業者への資金繰り支援の拡充」365億円も含まれますが，この額では「焼け石に水」と言えます．

3　一般の医療機関への財政支援が不可欠な理由

　実は，コロナ患者は診療しないが，患者減により経営困難に陥った医療機関に対する財政支援に対しては，財務省サイドを中心に強い異論があります．具体的には，コロナによる減収減益は一般の事業者にも共通しているが，それに対する補償は「持続化給付金」以外にはなく，国の財政支援はコロナ患者を受け入れた医療機関に限定すべきであるとの主張です．しかし「持続化給付金」の支給要件は，「新型コロナウイルス感染症の影響により，ひと月の売上が前年同月比で50％以上減少している事業者」等，極めて厳しく，該当する医療機関はほとんどないようです．

　私は，医療機関は，公私の区別を問わず，国民の健康を守るために公的役割を果たしている「**社会的共通資本**」（故宇沢弘文氏）であり，「**医療安全保障**」の視点からも，医療機関の倒産や機能低下を防ぐために，経営困難に陥っている医療機関全体に対する公的支援が必要と思います．

　安藤高夫自民党衆議院議員も，6月3日の衆議院経済産業委員会で，コロナ拡大の下での医療機関や介護施設への支援の必要性について，次のように述べており，同感です．「地域の安全安心を守る意味で医療機関の継続というのは非常に重要で，（中略）経済学者の宇沢弘文先生も，医療は社会の共通資本であるということをおっしゃっています．私も，医療なくして地域経済はないと思っていますし，また一方で，経済がなくして医療はないと思います」．

4　コロナ拡大による医療機関の経営困難についての2つの緊急調査

　日本病院会・全日本病院会・日本医療法人協会「新型コロナウイルス感染拡大による病院経営状況緊急調査（最終報告）」（5月27日公表．ウェブ上に公開）によれば，有効回答1307病院のうち，「コロナ患者入院受入病院」

（339）の 2020 年 4 月の医業収入は前年同期比で 12.4％ 減少し，医業利益率は 2019 年 4 月の +1.2％ から 2020 年 4 月の -10.8％ に悪化しました．「コロナ患者入院未受入病院」（864）でも，医業収入は 7.7％ 減少し，医業利益率は +2.0％ から -5.5％ に悪化しました．コロナ患者数が突出して多かった東京都では事態はさらに深刻で，「コロナ患者入院受入病院」（37）の医業収入は 22.1％ 減少し，医業利益率は -24.2％，「コロナ患者入院未受入病院」（51）でも，医療収入は 12.9％ 減少し，医業利益率は -15.8％ になり，医療経営面での「医療崩壊」寸前と言えます．

　また，日本医師会「新型コロナウイルス感染症対応下での医業経営状況等アンケート調査（2020 年 3 〜 4 月分）」（6 月 9 日公表．ウェブ上に公開）によれば，2020 年 4 月の入院外総点数（外来医業収入）は前年同期比で，病院（116）で 5.0％ 減に対して，診療所（499）では 17.0％ 減に達していました．無床診療所について診療科別に減少幅をみると，小児科の 39.2％ 減，耳鼻科の 36.6％ が突出していました．診療所で特徴的なことは，減少幅は「新型コロナウイルス感染症疑い患者の受診有無別」でほとんど変わらなかったことです：「受診あり」17.9％ 減，「受診なし」15.7％ 減．

　以上 2 つの調査結果は，コロナ患者を受け入れている病院の経営が大きく悪化しただけでなく，受け入れていない病院・診療所も経営悪化していることを示しています．そして，最近は，テレビや新聞・雑誌もこのことを大きく報道するようになっています．私が気づいた主な記事は以下の通りです：「朝日新聞」5 月 31 日朝刊「医療担い手　待遇悪化　コロナ恐れ受診減」，「毎日新聞」6 月 5 日朝刊「コロナ余波　医師解雇　受診者減　病院経営圧迫」，『ＡＥＲＡ』6 月 15 日号「クリニックが直面する経営危機　患者の激減と消毒・防具で赤字」，「中日新聞」6 月 17 日朝刊「コロナ禍　地域医療崩壊危機　受診控え病院収益悪化」，「日本経済新聞」6 月 23 日朝刊「病院経営，コロナが打撃　手術休止・健診中断で収入減」．

　しかも，日本では長年の医療費抑制政策により，医療機関の利益率はごく低い水準が続いており，コロナ等のリスクに対応できる十分な内部留保を持

15

っている医療機関はごく限られています．そのため，経営困難に陥っている
医療機関全体への公的財政支援を緊急に行わないと，今後コロナの第2波が
起こったときに，医療機関の経営破綻という意味での「医療崩壊」と患者が
医療機関を受診できないという意味での「医療崩壊」が同時に生じる危険が
あります．

5　医療機関への財政支援の方法と財源を考える

　次に考えるべきは，財政支援の方法と財源（税・診療報酬）です．私は，
この点では，自民党新型コロナウイルス対策医療系議員団本部（以下，議員
団本部）が5月18日にとりまとめた**「新型コロナウイルスに伴う医療提供
体制等への補正予算額について」**（総額約7兆5213億円）の「③診療報酬に
よる補填（減収補償・休業補償）」約3兆522億円に含まれる「コロナ非対応
病院における減収補償」に注目しています．そこでは「前提条件」として，
「減収の割合としては，3割減と仮定」し，「減収額のうち約8割を補償」し，
その期間は3〜8月の6か月としています．その上で，医療法人立病院のデ
ータを用いた「計算式」で，減収補償を総額1兆2964億円としています．
コロナ対応診療所および非対応診療所，歯科診療所についても，同様の「前
提条件」，「計算式」を用いて，減収補償をそれぞれ約1兆544億円，約
5604億円と算出しています．これらは「医療版持続化給付金」と報じられ
ました（「メディファクス」5月20日）．

　日本医師会も同じ5月18日に発表した「第二次補正予算に向けた医療機
関等の支援について」（総額7兆5213億円）に「感染経路が不明な新型コロ
ナウイルス感染患者が発生している状況において，地域の通常の医療の確保
の支援」として，上記議員団本部と同額の約1兆2964億円と，医療・介護
施設の従業員がコロナに感染した場合，労災保険の事業主負担分を補償する
民間保険創設の補助1410億円を求めていますが，その算出根拠と財源は示
していません．

　私は議員団本部の上記「前提条件」と「計算式」は説得力があると思いますが，その財源として診療報酬をあげていることには賛成できません．なぜなら，補償を診療報酬引き上げで賄うと，患者負担も上がり，患者の医療機関離れが加速する危険があるからです．

　私は，緊急措置として「予備費」10兆円を活用すべきと思います．予備費のうち2兆円は，麻生太郎財務大臣の6月8日の財政演説で「医療体制強化」に充てられるとされているのでそれを用い，それでも不足する場合は使途未確定の予備費5兆円の一部を用いるべきと思います．横倉義武日本医師会会長（当時）も厚生労働大臣への要望書「医療機関等へのさらなる支援について」（6月9日．「日医オンライン」にアップ）で，第二次補正予算で計上された10兆円の予備費のうち，「医療提供体制等の強化に充てられる」ことが決まっている約2兆円に加えて，「使途の定まっていない残り5兆円の予備費も医療機関等，医療へのさらなる支援に充て」るよう求めています．

　今後，コロナによる患者減が長期化した場合の医療機関の支援では，租税に加えて診療報酬も活用すべきと思います．この点については，神奈川県保険医協会・政策部長談話**「日本の医療提供体制を守るため診療報酬の『単価補正』支払いを求める」**（6月3日．ウェブ上に公開）中の以下のアイデアが注目に値します．それは，今後も患者減少が続き，2020年度の保険診療費が，2020年度予算の想定額を下回った場合，「時限的特例的」措置として，対前年比の減額分の逆数値補正を行い，現在10円の1点単価を引き上げるというものです（例：前年度の2割減になった場合，1点単価を10円×10/8=12.5円と補正）．診療報酬の請求金額の速報値・暫定値は診療翌月には判明するので，これにより迅速な対応が可能です．この「単価補正」では患者負担は1点10円のままとするので，「点数引き上げ」時のような患者負担の増加はありません．また，新規財源・新たな補正予算も不要で，財政中立的であるため，診療側・保険者側の合意は可能と神奈川県保険医協会は主張しています．

　横倉日本医師会会長（当時）も，5月27日の記者会見で，「将来的には単

価の引き上げを検討すべきだ」との見解を示しています（「メディファックス」5月28日）．

おわりに

　以上，第二次補正予算中の「医療・福祉提供体制の確保」策を高く評価しつつ，それに加えて，コロナにより経営困難に陥っている医療機関全体に対する財政支援を行う必要があることを指摘し，その方法について述べてきました．私は，自民党新型コロナウイルス対策医療系議員団本部と神奈川県保険医協会の2つの提案に注目していますが，両者ともまだ「アイデア」レベルにとどまっています．しかし，「医療・福祉の提供体制の確保」は安倍内閣のコロナ対策の重要な柱となっており，しかも最近は，医療機関全体の窮状が広く報道され，国民の理解も得られつつあります．そのため，今後，医師会を中心とする医療団体が「エビデンスに基づく」要求をまとめれば，経営困難に陥っている医療機関全体への財政支援が実現する可能性は少なくないと私は期待しています．

　本節では，紙数の制約と私の能力不足により，医療機関への財政支援のあり方に限定して論じましたが，同じロジックは介護・福祉施設に対する財政支援にもほぼ当てはまると思います．介護・福祉の事業者団体が，上記2団体の提案も参考にしながら，経営危機突破のための具体的提案をまとめることを期待しています．なお，「新型コロナ感染に求められる介護施策」については，結城康博淑徳大学教授が包括的に提案しているのでお読みください（『社会保険旬報』2020年5月11日号：14-17頁）．

【補論】病院経営に「余裕」を持たせるための診療報酬改革

　本節では，医療機関が直面している経営困難を解決するための短期的な対策のみを述べました．しかし，中期的な対策も必要です．私は第1節では，

今後の地域医療構想の見直しでは，「ある程度余裕を持った病床計画（特に高度急性期・急性期病床）が立てられるようになる」と予測しました．そして新しい病床計画が実効性を持つためには，それを裏付ける診療報酬改革も不可欠です．

　私は，「余裕」という点では，「地域医療構想」で2025年の必要病床数を推計する際に，高度急性期病床の病床利用率を75％，（一般）急性期病床のそれを78％に設定したことは，結果的に極めて適切だったと考えています．実は私は，2015年にこの数字をみたときは，現実の数値よりずいぶん低いと感じたのですが，今回のコロナ危機を踏まえると，この程度の病床利用率の「余裕」があれば，危機が突発しても十分に対応できると思いいたりました．

　しかし，現在の診療報酬では病院は90〜95％の病床利用率を維持しないと，黒字にならないような構造になっています．今回のコロナ危機では，患者の7割を公立・公的病院が受け入れたと吉田学医政局長は報告しています（2020年6月9日衆議院厚生労働委員会）．私は，その理由は，コロナ患者を受け入れやすい高機能病院では公立病院の割合が高いだけでなく，公立病院の病床利用率が民間病院よりも低く，結果的に患者を受け入れる「余裕」があったためでもあると，推察しています．

　そのために，今後の重要課題は，「医療安全保障」の観点から，地域医療構想が前提としている上記病床利用率でも十分に経営が成り立ち，適正利益（概ね5％）が確保できるような入院の診療報酬を設定することです．そうすれば，ふだん90％程度の病床利用率を達成している病院はそれなりに「内部留保」を積み上げることができ，今回のように患者の受診控えが突発しても，経営危機に陥ることはないと思います．

第3節　コロナ感染爆発のアメリカの大統領選挙と医療政策 への影響を複眼的に予測する

（2020 年 6 月）

はじめに

　新型コロナウイルス感染症の患者・死亡者が世界で増え続けています．これが特に深刻なのはアメリカで，2020 年 4 月 10 日には患者数に続いて，死亡者数も世界最多となり，その後も患者数・死亡者数が増え続け，「感染爆発」の様相を示しています［以下，西暦年の記載のない月・日は，すべて 2020 年］．この要因の一つとしてトランプ大統領の初期対応の遅れがあげられていますが，それに加えて，アメリカが高所得国で国民全体を対象にした公的医療保障制度がない唯一の国で，医療・健康格差が極めて大きいことも無視できません．

　そこで本節では，アメリカでのコロナ感染爆発が 2020 年 11 月の大統領選挙と今後の医療政策に与える影響を考えます．

1　「コロナ禍，米政治を左傾化」

　私がこのことを考えるようになったきっかけは，ジャナン・ガネシュ氏（ＵＳポリティカル・コメンテーター）の論説「コロナ禍，米政治を左傾化」を読んだことです[1]．

　ガネシュ氏は，冒頭，かつて厳しい財政緊縮を主張していたロムニー共和党上院議員が，4 月 16 日，新型コロナウイルスの感染拡大に対する経済対策として，すべての成人米国民への現金給付や有給休暇，失業保険，栄養支

援プログラムの拡大を提案したことを示しました．それに続いて，同氏は「3月上旬には考えられなかったことだが，米政治はここへきて社会民主主義に近い政策が次々と飛び出してきている」ことに注意を喚起し，その理由として，「コロナ感染拡大という緊急事態の雰囲気が高まる中，［左派的な議論が］急に勢いを増している」ことをあげました．

　私が注目したのは，それに続く，次の評価・予想です．「国民皆保険制度の導入については細かいところで議論がつまづきがちだが，今回の感染拡大で判明したのは，国民皆保険制度を導入しない限り，国民は誰も医療制度によって保護されていないに等しいという痛いほど単純な真実だ．米国でも皆保険制度が必要だと主張してきたサンダース氏の考えは異端視されてきたが，長く主張してきたおかげで認められることになったということだ．（中略）つまり今なら，国民のコンセンサスを得るまではできないとしても，もう少し大規模で積極的に経済や医療制度に関与する政府が必要だという考え方で合意できる可能性はある．左派はこれまで様々なチャンスを逃してきたが，今回は失敗できない」．

2　フュックス教授の 1991 年の見通し

　私は，ガネシュ氏のこの大胆な予想を読んで，アメリカの高名な医療経済学者フュックス教授が 1991 年に行った「アメリカにおける国民医療保険の見通し」を思い出しました．

　教授は，まず，「アメリカが国民医療保険制度を持たない最後の主要先進国になった」以下の 4 つの理由をあげ，「国民医療保険実現の見通しは短期的には暗い」と述べました：①政府不信の長い伝統，②人口・民族構成の異質性，③非政府慈善組織がよく発達，④「高い地位に伴う義務感」（noblesse oblige）が希薄．

　と同時に，教授は次のようにも述べました．「しかし，長期的には，国民皆保険は実現不可能とは決して言えない．保険加入者を拡大しつつ，医療費

を抑制するという社会的必要が，国家を国民医療保険の方向に押して行くで
あろう．（中略）おそらく**国民医療保険が米国で実現するのは，政治的環境
が激変しているときであろう．そしてこのような変化は，戦争，不況，ある
いは大規模な社会不安に伴って生じる**」[(2)]．

　なお，フュックス教授が「アメリカが国民医療保険制度を持たない最後の
国になった」4つの理由を最初に挙げたのは，1976年です[(3)]．教授は，2007
年に発表した論説でも，以下のような見通しを述べました．「短期的に見る
と，持続的で包括的な医療改革が実現する見通しはほとんどゼロである．
（中略）中期的（今後5〜10年の単位）に見ても，改革の見通しは五分五分で
ある．ただし，**重大な経済的，政治的，社会的，公衆衛生的危機が生じれば，
改革の可能性は劇的に高まるであろう．長期的に見ると，大改革は避けられ
ない**」[(4)]．

　アメリカでは，その後も国民医療保険は実現していませんが，オバマ前大
統領が2010年に成立させた医療保険制度改革（「患者保護並びに医療費負担適
正化法」．通称「オバマケア」）は，2008年のリーマンショック（世界金融危
機）がなければ実現し得なかったと思います[注]．

3　コロナ感染爆発が大統領選挙にあたえる影響

　今回のアメリカにおけるコロナ感染爆発は，フュックス教授が指摘した
「不況，あるいは大規模な社会不安」，「重大な経済的，政治的，社会的，公
衆衛生的危機」と言えます．そこで，大分気が早いですが，コロナ感染爆発
が大統領選挙に与える影響について「思考実験」をしてみます．

　コロナ感染爆発がもたらす経済不況がリーマンショックを上回ることが確
実視されていることを踏まえると，私は大統領選挙でトランプ大統領が再選
されたとしても，オバマケアの廃止・縮小は困難だと考えます．

　トランプ大統領は2017年の大統領就任後，オバマケアの廃絶を執拗に目
指してきました．それは1期目には達成できませんでしたが，オバマケアの

目玉の一つであった国民の保険加入義務化は 2017 年に廃止されました．それにより，オバマケア開始時の 2010 年の 4860 万人から 2015-16 年には 2800 万人にまで劇的に減少していた無保険者数（65 歳未満）は，2017 年以降わずかながらも増加に転じ，2018 年には 3000 万人になっています[5]．

　トランプ大統領は，2019 年まで，2 期目にオバマケアの廃止に再挑戦する意志を示していましたが，コロナ感染爆発後はそのことに触れなくなっています．そのため，私はトランプ大統領が再選された場合にも，無保険者の大幅拡大，ひいては社会不安を招くオバマケア廃止や公的医療費の大幅削減はできないと思います．

　逆に，もし民主党のバイデン候補が当選した場合には，左派のサンダース氏が主張していた（カナダ型）国民皆保険制度の成立は困難としても，オバマケアの大幅拡充が行われる可能性が大きいと思います．現に，バイデン氏は，サンダース氏の民主党大統領予備選からの撤退を受けて，サンダース氏の支持者を取り込むため，従来の政策を修正し，①メディケアの対象年齢を現行の 65 歳から 60 歳に引き下げ，②低所得層や中間層向けの学生ローンの一部免除の具体化に向けた検討にはいると表明しています（「日本経済新聞」4 月 11 日朝刊）．

4　コロナ対策緊急予算は医療界の「大幸運」

　実は，大統領選挙に先だって，感染爆発はすでにアメリカ政府の医療関連予算の大幅増額をもたらしています．アメリカでは，日本に先駆け，3 月 25 日に総額 2 兆ドル（約 220 兆円．ＧＤＰの約 1 割）もの「緊急景気浮揚予算」が成立しました．しかし，日本ではそれに巨額の医療関連予算が含まれていることはほとんど報じられていないので，紹介します．

　「コロナウイルスの大幸運（bonanza）：景気刺激策は医療産業に感染爆発とは直接関係しない巨額の資金を提供」．これは，カイザー・ヘルス・ニュースが 3 月 30 日に報じた記事の見出しで，そのポイントは以下の通りです[6]．

〈アメリカ議会ではほぼ全会一致で可決されたコロナウイルス対応緊急景気浮揚予算は，全国の病院と医療ネットワークに，コロナウイルスの感染爆発対策とはほとんど関係ない巨額の棚ぼた補助金（windfall subsidies）やそれ以外の資金を与えた．

緊急景気浮揚予算は，病院とそれ以外の医療提供者がコロナウイルスにより失った収入やそれ以外の費用を補填する 1000 億ドル（11 兆円）以上の緊急基金を含んでいる．同予算は，全国の医療品（人工呼吸器，医薬品，個人防護具等）を補充するための最大 160 億ドルの資金も用意している．医療産業はそれ以外にも，感染爆発には直接関係ない何十億ドルもの基金を得た．というのは議会が，当初連邦政府が 2020-2021 年度に予定していたメディケアとメディケイド支払額削減の停止に同意したからである．さらに，臨床検査や医療機器に対して予定されていた支払額削減も停止された．

このように，病院を中心とする医療産業は，緊急予算の交渉で大いなる勝利者（big winner）となっている．ただし，医療産業向けの 1000 億ドルの基金がどのように配分されるかはまだ決まっておらず，今後，相当の浪費や悪用が生じる可能性もあると言われている．〉

HMOの草分けで，アメリカで社会的にも高い評価を受けているカイザー財団の広報紙が bonanza, windfall subsidies, big winner 等のストレート（露骨）な表現を多用していることは，アメリカの医療界のこの予算への欣喜雀躍ぶりを現しています．

5　日本の「緊急経済対策」の医療関連予算は貧弱

安倍首相も，4 月 7 日に史上最大と称する 108 兆円の「新型コロナ感染症緊急経済対策」（ＧＤＰの 2 割．ただし，新たな国の直接支出は 18.6 兆円）を閣議決定し，「取り組む施策」の第 1 に「感染拡大防止策と医療提供体制の整備及び治療薬の開発」（1 兆 8097 億円．財務省令和 2 年度補正予算の概要）が掲げられています．

　しかも，この額の半分以上（約1兆円）は，他の経済対策にも使う「地方創生臨時交付金」であり，医療提供体制整備のための「新型コロナウイルス感染症緊急包括支援交付金」は1490億円，それにマスク提供や治療薬の開発費用などを含めても約8000億円にとどまっています．

【注】 日本の国民皆保険の基礎も第二次大戦中に作られた

　アメリカ以外の国に目を広げると，1948年に成立したイギリスのＮＨＳ（国民保健サービス）が第二次世界大戦の直接的産物であることはよく知られています．

　実は，日本で1961年に成立した国民皆保険制度の基礎も第二次大戦中に準備されました．具体的には，戦時体制下の健兵健民政策に呼応して，1938年に創設された国民健康保険の普及体制が採られ，1942・43年頃には，町村部では98%，全体でみても95%の市町村に普通国民健康保険組合が設立されました．これは，1961年の国民皆保険達成との対比で「第1次皆保険の完遂」と言われることもあります[7]．

文献

(1)　ジャナン・ガネシュ「コロナ禍，米政治を左傾化　国民皆保険導入　議論深める機会」「日本経済新聞」2020年3月27日朝刊．

(2)　Ｖ・Ｒ・フュックス「国民医療保険再訪」．江見康一・二木立・権丈善一訳『保健医療政策の将来』勁草書房，1995（原著1993），245-261頁（元論文：National health insurance revisited. Health Affairs 10（4）:7-17, 1991）．

(3)　Ｖ・Ｒ・フュックス「ビスマルクからウッドコックへ——国民医療保険普及要因の再検討」．江見康一・田中滋・二木立訳『保健医療の経済学』勁草書房，1990（原著1986），54-73頁（元論文：From Bismarck to Woodcock: The "irrational" pursuit of national health insurance. Journal of Law and Economics 19:347-359, 1976）．

(4)　Fuchs VR: What are the prospects for enduring comprehensive health care reform? *Health Affairs* 26（6）：1542-1544, 2007.

(5)　Blumenthal D, et al: The Affordable Care Act at 10 years - Its coverage and access provisions. *New England Journal of Medicine* 382（10）：963-969, 2020.

(6)　Schulte F: Covid-19 bonanza: Stimulus hands health industry billions not directly related to pandemic. *Kaiser Health News* March 30, 2020.（ウェブ上に公開）

(7)　島崎謙治『日本の医療—制度と政策』東京大学出版会，2011，42-44頁．

第1章　経済産業省主導の予防医療推進政策の複眼的検討

　本章では，安倍晋三内閣の「全世代型社会保障改革」の大きな柱になっている予防医療，健康寿命延伸とそれによる医療費抑制が経済産業省主導であり，しかもそれは「根拠に基づく」ことのない政策であることを指摘します．

　第1節では，安倍内閣の下での経産省・財務省・厚労省の3省の力関係を指摘した上で，経産省と厚労省の医療・社会保障改革のスタンスには，以下の3つの違いがあることを指摘します．①今後の社会保障給付費増加の表示と評価，②予防医療の推進と終末期医療の見直しによる医療費抑制，③生活習慣病対策．最後に，経産省は「千三つ官庁」であることを指摘します．

　第2節は本章の基幹論文です．まず「全世代型社会保障（改革）」の本来の意味を述べます．次に，安倍首相によるそれの予防医療への焦点化は，経産省が主導していることを示します．さらに，経産省が予防医療等で生涯医療・介護費が減少する根拠としている研究者の報告について検討し，併せて予防医療推進のために強調されている「インセンティブ強化」に対する2つの疑問を述べます．最後に，「全世代型社会保障改革」の予防医療への焦点化は，今後不可欠な医療・介護費の財源確保から目をそらす「ポピュリズム医療政策」（権丈善一氏）であると主張します．

　第3節は第2節の補足論文で，予防医療の推進によるヘルスケア産業の育成・成長産業化は可能かを検討し，それは経産省自身の「推計」からもきわめて困難であることを指摘します．

　第4・5節は予防医療・健康づくりについての医療経済学的検討です．第4節では，保健医療の費用対効果評価に「労働（生産性）損失」を含めるべきとの主張について検討し，現在ではほとんどの経済評価でそれは否定されている傾向があることを紹介し，私がこの傾向に賛成する経験的理由を述べます．第5節では，予防・健康づくりで個人に対する金銭的インセンティブの効果はほとんど否定されていること，および最近注目されている「ナッジ」はきわめて多義的であり，その効果は未知数であることを指摘します．

第1節　「千三つ官庁」対「現業官庁」──経産省と厚労省の 医療・社会保障改革スタンスの3つの違い

（2019 年 11 月・2020 年 4 月）

はじめに──安倍内閣の下での経産省・財務省・厚労省の力関係

　医療関係者を含め，一般には，財務省が現在でも「最強官庁」であり，安倍内閣の政策を主導していると思われています．しかし，それは過去の話です．安倍首相は，小泉純一郎内閣時代からの筋金入りの「上げ潮派」（高い経済成長を実現すれば税収が増えるので，財政再建も自ずと実現でき，消費税引き上げ等の国民負担増は必要ないとの考え）で，財務省に代表される「財政再建派」（財政再建のためには消費増税が不可欠との考え）を毛嫌いしていました．そのため，安倍内閣では，「上げ潮派」の代表とも言える経済産業省（以下，経産省）の影響力が一気に強まったのです．

　それに対して，財務省は，2018 年に一連の自爆的スキャンダルが生じたことも重なり，安倍内閣への影響力は大幅に低下しています．ただし，財務省は政策形成の表舞台から完全に退場したわけではなく，「ポスト安倍」時代に備えて捲土重来を期しています（これを英語で，"down but not out" と言います）．財政制度等審議会「建議」をはじめ，同省関連の文書は極めて緻密であり，「突っ込みどころ満載」の経産省文書とは大違いです．

　また安倍首相は，第一次安倍内閣時代の「消えた年金」事件が内閣退陣の主因だと考え，それ以来，厚生労働省（以下，厚労省）を嫌悪しており，しかも財務省と同じく，厚労省も 2018 年に一連の不祥事をおこしたためもあり，医療・社会保障改革についても，官邸・経済産業省に主導権を奪われています．私は 2019 年 1 月に発表した「経済産業省主導の『全世代型社会保

障改革』の予防医療への焦点化」で，このことに注意を喚起しました．この(1)
傾向は，その後も続いているため，最近は，「『予防医療』で経産省路線に転(2)
じた厚労省の本音」との厳しい論評もみられます．

　しかし，私は，経産省と厚労省の医療・社会保障改革スタンスには依然として大きな違いがあることを見落とすべきではないと思っています．本節では，この点を以下の3側面から指摘します．①今後の社会保障給付費増加の表示と評価，②予防医療の推進と終末期医療の見直しによる医療費抑制，③生活習慣病対策．なお，本節の副題で用いた「千三つ官庁」，「現業官庁」の意味は，「おわりに」で述べます．

1　社会保障給付費——名目額 vs 対GDP比

　まず，社会保障給付費（医療給付費も含む）について，経産省は，今後社会保障給付費（名目額）が高騰し，社会保障制度・医療保険制度の破綻（「ほけん丸の沈没」）が必至であるとして，社会保障費の抑制が不可欠と危機意識を煽っています．例えば，「経済産業省におけるヘルスケア産業政策について」(2018年10月9日．ウェブ上に公開)の「社会保障給付費の推移」には社会保障給付費，医療給付費，介護給付費とも名目額のみが示されています．私が調べた範囲では，経産省の各種文書は，社会保障給付費等をすべて名目額のみで示していました．ただし，なぜか研究開発費や防衛費については，名目額と対GDP比の両方を記載していました．

　それに対して，厚労省は，最近は，社会保障給付費は対GDP比で評価すべきであり，それらは今後も社会的に負担可能と主張しています．例えば，鈴木俊彦事務次官は「[「社会保障の将来見通し」（後述）により] 2040年の24％という水準は，日本よりも高齢化率の低いスウェーデンやフランスが負担している水準よりも低いものであり，国民が負担できない水準ではないことが分かりました」と指摘しました．伊原和人大臣官房審議官（当時）も「社(3)
会保障の規模は，ＧＤＰに占める社会保障給付費の割合で見るのが適切な見

方だ」,「日本は高齢化率が高いのに社会支出の対ＧＤＰ比はドイツより少ない. フランス, スウェーデンは高齢化率が20％に達しないのに日本よりも高水準となっている」と述べています.⁽⁴⁾

なお厚労省は, 以前から, 社会保障給付費や国民医療費の将来推計で, 名目額と対ＧＤＰ比（または対国民所得比）を併記していました. しかし, 鈴木事務次官や伊原大臣官房審議官のようなストレートな発言をするようになったのはごく最近です.

学問的には, 厚労省の立場が正しいと言えます. なぜなら, 社会保障給付費は「独立変数」ではなく, ＧＤＰ（経済成長）の「従属変数」であり, 今後のＧＤＰの伸びの違いで大きく変動するからです.

鈴木事務次官が引用した「2040年を見据えた社会保障の将来見通し（議論の素材）」（内閣官房・内閣府・財務省・厚労省が共同で2018年5月に経済財政政策会議に提出）の「将来見通しの結果（ポイント）」も, 社会保障給付費をすべて「対ＧＤＰ比」で表示し, 名目額はカッコ内で示すにとどめています. ただし, この文書の提出主体には経産省が入っておらず, 同省はこの文書に責任を負わない立場なのかもしれません.

2　予防医療と終末期医療費──経産省は過大評価 vs 厚労省は沈黙

次に, 経産省は予防医療の推進と終末期医療の見直しで, 医療費抑制が可能と主張しています. この点が一番明確なのは,「次世代ヘルスケア産業協議会」（事務局：経産省）の第7回会議（2018年4月18日）に提出された図「予防・健康管理への重点化」です（図1−1）. この図は,「生活習慣の改善や受診勧奨を通じた『予防や早期診断・早期治療の拡大』」で現役世代の公的医療費等は少し増えるが,「生活習慣病等の予防・早期治療を通じた重症化予防」（および終末期医療費の削減──二木補足）により高齢者の医療費は半減するとしています.

この図では明示されていませんが, 経産省は終末期医療を医療費抑制のタ

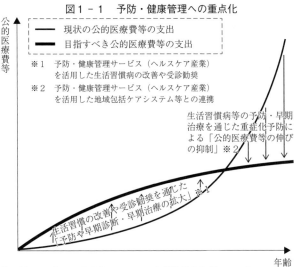

図1－1　予防・健康管理への重点化

出所：2018年4月18日第7回次世代ヘルスケア産業協議会資料2，4頁．

ーゲットに位置づけています．2017年に公表されて大きな反響を呼んだ，経産省若手プロジェクト『不安な個人，立ちすくむ国家』は「健康で長生きしたあとで，人生最後の一ヶ月に，莫大な費用をかけてありとあらゆる延命治療が行われる現在」を批判しています．(5)

　さらに経産省の社会保障改革のスポークスマンとも言える江崎禎英氏（商務・サービス政策統括調整官）は，「医療費は死ぬ時が一番高い．人生最後の1か月で生涯医療費の50％を使う」とのトンデモ発言をしています（2018年10月25日医療経済フォーラム・ジャパン「第17回公開シンポジウム」）．事実は，死亡前1か月間の医療費は国民医療費の3％にすぎず，しかもこれには心筋梗塞や脳卒中等による急性期死亡の費用も含まれています．(6)【補注1】

　それに対して，厚労省は，最近は，両者について，沈黙しています．「最近は」と限定したのは，厚労省も，小泉純一郎内閣時代の2006年の医療保険制度改革時には，「生活習慣病対策の推進」により2025年には医療給付費

が約2.4兆円（約4.1％）削減でき，「自宅等での死亡割合を4割に」引き上げることにより，2025年には「終末期における医療費」（死亡前1か月の医療給付費）を約5000億円削減できるとの試算を発表していたからです[(7)]．

　厚労省の沈黙は，このかつての公式説明の誤りの「学習効果」かもしれません．公平に見て，小泉内閣時代と比べると，最近の厚労省の医療施策は，相当エビデンスに基づいており，しかも関係団体の可能な限りの合意形成を踏まえて行われるようになっていると思います．その好例は，2018年度の診療報酬・介護報酬同時改定や介護医療院の創設，2019年度からの薬価等の費用対効果評価の本格実施等です[(8)]．

　なお，2005-06年当時，財務省から厚労省保険局に出向していた村上正泰氏（山形大学教授）は，厚労省は経済財政諮問会議が提起した医療費の「伸び率管理」への「対抗策として生活習慣病対策の推進と平均在院日数の短縮を位置づけた」が，それらによる「医療費削減効果は明らかではない」と証言しています[(9)]．

　拙論「『骨太方針2019』の社会保障改革方針をどう読むか？」で指摘したように，「骨太方針2019」の「疾病・介護の予防」の記述は穏当な表現に落ち着きました[(10)]．これは，政府内での厚労省や財務省の奮闘・抵抗の成果かもしれません．

3　生活習慣病対策──経産省は個人アプローチ

　最後に生活習慣病対策についての違いを述べます．私は，これが一番重要と思います．まず，経産省は「生活習慣病」＝個人責任の立場から，個人アプローチのみを主張しています．2018年10月22日の「未来投資会議」への経産大臣提出資料（資料9，12頁）中の「疾病・介護予防の促進に関する提言」には「保険者・事業者・個人へのインセンティブ投資を強化し，行動変容につなげるべき」と書かれています．

　この点でも，もっとも先鋭的な発言をしているのは江崎禎英氏で，以下の

ように述べています.「『生活習慣病』という名前が示す通り, その原因は主に生活習慣にあります. 身体の外から細菌やウイルスなどが侵入して起きる感染症と異なり, 生活習慣の原因は自分自身の中にあります.『健康管理などする気はないけど, 病気になったらその費用は公的保険で払って欲しい』というのはいかがなものか, という点に踏み込まない限り, 医療財政の問題は解決しないと思っています」,「日本の糖尿病患者の95%は2型なのです. 生活習慣病によって『ほけん丸』が沈もうとしているのに, 1型の話しを持ち出して話しをうやむやにすべきではありません[11]」. 江崎氏は上記シンポジウムでは, この認識に基づいて,「健診を受けないと出世させない等のペナルティを与える必要がある」とまで述べました.

それに対して最近の厚労省は, 個人アプローチと社会環境改善(社会的)アプローチとの併用を提唱しています. 例えば, 上述した2018年10月22日の「未来投資会議」への厚労大臣提出資料(資料8, 5頁)の「健康寿命の更なる延伸に向けて(健康寿命延伸プラン)」では,「①健康無関心層へのアプローチを強化しつつ, ②地域・保険者間の格差の解消を図ることによって, 個人・集団の健康格差を解消し, 健康寿命の更なる延伸を図る」と書かれました. ここでも「最近の」と限定したのは, 厚労省は2012年の「健康日本21(第二次)」以前は,「生活習慣病」の説明で, 健康の自己(個人)責任を前面に出していたからです[12].

おわりに——経産省の主張は「レッドヘリング」

以上から, 経産省と厚労省の医療・社会保障改革スタンスには, 依然として大きな違いがあることを明らかにできたと思います. 私は, この点について(限って)は, 厚労省のスタンスが妥当と判断しています.

私は, 経産省の改革案の最大の問題点は, 今後の医療・社会保障給付費が高騰すると無責任に危機意識を煽る一方で, 予防医療の重視と終末期医療の見直しにより, 医療費を大幅に減らすことができるため, 今後の負担増は不

要との「根拠に基づく」ことのない主張（私からみるとデマ）を繰り返すことにより，今後，人口の高齢化と医療技術の進歩により着実に増加する医療費の財源確保の方策から国民・政治家の目をそらすことだと考えています．これを，英語では「レッド・ヘリング（本題から目をそらさせるための偽情報，本題からかけ離れた紛らわしい情報．猟犬が野獣の臭いを嗅ぎ分けられるよう訓練するさい，「燻製ニシン」の強烈な臭いを使って犬を惑わしたことに由来）」と呼びます．ちなみに，医療経済学の代表的なレッドヘリングは，人口高齢化が医療費増加の主因とする主張です．[13,14]

　それだけに，日本医師会は本報告書［医療政策会議平成28・29年度報告書］序章に書かれた財政，国民経済，医療・介護とその財源に関する確固とした認識を共有し，それについて国民・患者・政治家の理解を得るための努力を不断に続ける必要があると思います．

　最後に一言．私は，2004年に，ある高名な厚労省OBから，以下のように教えて頂いたことがあります．「かつて霞ヶ関では，**旧通産省は『千三つ官庁（千の提案で三つ実現すればよい）』**，旧経済企画庁は『公卿の館』と呼ばれておりました！　いずれも軽やかではあるが，詰めの甘い，アイディア倒れの官庁といったニュアンスです．これに対し，**財務省や厚生省は泥臭く鈍重ながら，実際の制度や予算を所管していることからくる強み（と限界）がある**ということでしょうか」（匿名で引用することの許可済み）．本節をまとめる過程で，この方の対比が絶妙であることを再確認しました．【補注2】

【**補注1**】小泉進次郎議員と安倍晋三首相の見識ある発言
　経産省と異なり，小泉進次郎議員（現・環境大臣）と安倍晋三首相は，それぞれ予防と健康づくり，尊厳死について，極めて見識ある発言をしています．
　小泉議員は，菅義偉官房長官との2019年の対談で，菅氏が「糖尿病が悪化しないように予防することで医療費も大きくならずに済む．広島県呉市では260人の糖尿病患者の方を徹底して予防したら，5年経っても誰一人透析まで行かなかったという成功例があるんです」と発言したのに対して，「ただ，**この問題で大事なのは，予防と健康づくりは財政のためではないということ．あくまで一人ひとりの幸せのため．そこを置き去りにしてはいけません**」と発言しました[15]．安倍首

相も，2013年2月20日参議院予算委員会で，野党議員の質問に答えて，「**尊厳死は，きわめて重い問題であると，このように思いますが，大切なことは，これは言わば医療費との関連で考えないことだろうと思います**」と答弁しました．

ただし，小泉議員が中心になって2016年にとりまとめた自民党の「人生100年時代の社会保障へ（メッセージ）」は，「『病気にならないようにする』自助努力を支援していく必要がある」として，「健康管理にしっかり取り組んだ方」に「健康ゴールド免許」を付与し，「自己負担を低く設定する」ことを提唱していました．小泉議員のその後わずか3年間での認識の「深化」・「進化」には目を見張るものがあります．

また，菅氏の呉市の事例についての上述発言が事実誤認であることは，浜田陽太郎氏（朝日新聞編集委員）が現地取材に基づいて詳細に明らかにしています[16]．

【補注2】中川俊男副会長［現・会長］の2017年の警告

私は，厚労省と他省庁との違いを考える上で，中川俊男日本医師会副会長が3年前に中医協委員を退任したときの発言は非常に重要と思っています（2017年7月5日中医協総会）．

当時，厚労省批判の急先鋒と思われていた中川氏の以下のような，厚労省に対する「エール」発言が大きな注目を集めました．「もう1つは，厚生労働省の事務局，官僚の皆さんへのエールです．あなた方は，我が国の医療を守る最後の砦です．いろいろな立場，いろいろな部門から厳しい指摘があるでしょう．巨大な力にくじけそうになることもあるでしょう．しかし，国民は皆さんを心から頼りにしたい，いや，頼りにしていると思います．日本の国民皆保険を守るのは皆さんです．そのために私はこれからも支援を惜しみません．これからは今まで以上に優しく支えていきます」．

しかし私は，医療政策的には中川氏の，その前段の次の発言が非常に重要と思っています．「1つは各側委員へのお願いです．日本の医療政策は，中医協を初め，厚生労働省の審議会で丁寧に合意形成のプロセスを踏んで策定されています．このことが，国民皆保険としての日本の公的医療保険制度の国際的な評価につながっているのだと思います．しかし最近では，**直接の所管ではない政府の他の部門から，診療報酬の細部に踏み込んだ提案が常態化しています**．私的諮問機関からの提案もありますが，非公開で議論の過程が見えないこともあります．**このままでは日本の医療政策がその時々の権力構造におもねる形で決まっていきはしないか，そういう危うさを感じています**．各側委員には一致して，中医協の丁寧で開かれた合意形成プロセスを守り通していただきたいと心から願っています」（ゴチックは二木）．

中川氏は当時，経済財政諮問会議と財務省財政審の「口出し」を問題視していました[17]．私は，その後，経産省の「口出し」と安倍首相への影響力が格段に強まったと判断しています．それだけに，医師会や医療関係者は，厚労省の個々の

施策のうち患者・国民・医療関係者の利益に反するものへの批判は行いつつ，厚労省が本文で述べた 3 点についてのスタンスを堅持するよう，激励すべきと思います．

文献

(1)　二木立「経済産業省主導の『全世代型社会保障改革』の予防医療への焦点化——その背景・狙いと危険性（「二木教授の医療時評」(166)）」『文化連情報』2019 年 1 月号（490 号）：22-31 頁．【本章第 2 節】

(2)　無署名「『予防医療』で経産省路線に転じた厚労省の本音」『集中』2019 年 9 月号「厚労省ウオッチング第 137 回」：45 頁．

(3)　鈴木俊彦・清家篤・中村秀一・梶本章「（新春座談会）社会保障・税の一体改革をふりかえり 2040 年の社会保障改革を展望する」『社会保険旬報』2019 年 1 月 1 日号：4-21 頁（本文で引用した発言は 13 頁）．

(4)　伊原和人「（講演録）2040 年から考える社会保障について」『社会保険旬報』2019 年 1 月 11 日号：25-33 頁（本文で引用した発言は 28-29 頁）．

(5)　経産省若手プロジェクト『不安な個人，立ちすくむ国家』文藝春秋，2017，15 頁．

(6)　二木立「（インタビュー）トンデモ数字に振り回されるな　繰り返される『終末期が医療費を圧迫』という議論」BuzzFeed Japan Medical　2019 年 1 月 25 日（聞き手：岩永直子記者）https://www.buzzfeed.com/jp/naokoiwanaga/ryuniki

(7)　厚生労働省「第 17 回社会保障審議会医療保険部会・（資料 1）中長期の医療費適正化効果を目指す方策について」2005 年 7 月 29 日，6，14 頁．

(8)　二木立『地域包括ケアと医療・ソーシャルワーク』勁草書房，2019，85-122 頁（第 3 章　2018 年度診療報酬・介護報酬改定と医療技術評価）．

(9)　村上正泰『医療崩壊の真犯人』ＰＨＰ新書，2009，165-174 頁．

(10)　二木立「『骨太方針 2019』の社会保障改革方針をどう読むか？」『日本医事新報』2019 年 7 月 6 日号（4967 号）：58-59 頁．【本書第 4 章第 2 節】

(11)　江崎禎英「（インタビュー）生活習慣病は自己責任，うやむやはダメ」朝日新聞デジタル版 2019 年 3 月 3 日．（聞き手：笹井継夫・浜田陽太郎記者）

(12)　二木立「厚生労働省の『生活習慣病』の説明の変遷と問題点——用語の見直しを検討する時期」『文化連情報』2017 年 9 月号（474 号）：16-23 頁（文献(8)：150-161 頁）．

(13)　Zweifel P,et al: Ageing of population and health care expenditure: A red herring? *Health Economics* 8:485-496, 1999.

(14)　Wong A, et al: Exploring the influence of proximity to death on disease-specific hospital expenditures: A carpaccio of red herrings. *Health Economics* 20 (4) :379-400, 201.

(15)　菅義偉・小泉進次郎「(対談) 令和の日本政治を語ろう」『文藝春秋』2019
　　　年 9 月号：94-105 頁 (本文で引用した発言は 101 頁).

(16)　浜田陽太郎「重症化予防の『聖地』, 呉市を深層取材する」『社会福祉研究』
　　　135 号：111-117 頁, 2019 年 (これのエッセンスは「朝日新聞」2019 年 8 月 10,
　　　14, 15 日朝刊の「予防医療 II」).

(17)　中川俊男「(インタビュー) 中医協委員, 退任あいさつの真意」m3.com
　　　2017 年 7 月 25 日.

第 2 節　経済産業省主導の「全世代型社会保障改革」の予防医療への焦点化──背景・狙いと危険性

(2019 年 1 月)

はじめに──安倍首相は「予防医療」にのめり込み

　安倍晋三首相は, 2018 年 9 月以降, 「全世代型社会保障改革」を予防医療, 健康寿命延伸に焦点化する姿勢を鮮明にしています. 首相は, 自民党総裁選挙中のテレビインタビューで, 財政のために「負担を増やしていくという考え方」を批判し,「医療保険においても, しっかりと予防にインセンティブを置いていく, 健康にインセンティブを置いていくことによって, 結局, 医療費が削減されていくという方向もあります」と強調しました (「ＮＨＫニュースウオッチ 9」2018 年 9 月 20 日). 10 月 5 日の経済財政諮問会議でも「今後, 3 年間で社会保障改革を成し遂げる考え. まずは, 健康寿命. 高齢者等が安心して生活できる環境を整備していく」と発言しました.

　安倍首相のこの指示を受けて, 厚生労働省は 10 月 22 日午前, 大臣を本部長とする「2040 年を展望した社会保障・働き方改革本部」を設置し, 部局横断的な政策課題に取り組むため,「健康寿命延伸タスクフォース」等, 4 つのプロジェクトチームを設けました. 同日午後に開かれた未来投資会議では,「全世代型社会保障へ向けた改革」での「疾病・介護予防の進め方」に

ついて議論が行われ，首相はこの 2 つの課題で「インセンティブ措置の強化」を進めていくと表明しました．さらに，11 月 20 日の経済財政諮問会議に民間議員が提出した「全世代が安心できる社会保障制度の構築に向けて」は，「2019 年度予算編成に向けて」推進すべき事項として，「特定健診・特定保健指導事業の医師会モデル」の全国展開や「社会保障サービスにおける産業化」をあげました．

　私も予防医療（健康管理や介護予防を含む．以下同じ）を重視し，健康寿命延伸を目指すことには，それが国民への強制・ペナルティを伴わない限り，賛成です．しかし，それを「全世代型社会保障改革」の中心に据えること，ましてや予防医療で医療・介護費を抑制できるとの主張には強い疑問を持っています．

　本節では，まず「全世代型社会保障（改革）」の本来の意味を述べます．次に，安倍首相によるそれの予防医療への焦点化は，経済産業省が主導していることを示します．さらに，経済産業省が予防医療等で生涯医療・介護費が減少する根拠としている 3 人の研究者の報告について検討します．併せて予防医療推進のために強調されている「インセンティブ強化」に対する 2 つの疑問を述べます．最後に，「全世代型社会保障改革」の予防医療への焦点化は，今後不可欠な医療・介護費の財源確保から目をそらす「ポピュリズム医療政策」（権丈善一氏）であると主張します．

1　本来の「全世代型社会保障」とは？

　全世代型社会保障という用語を政府関連文書で最初に用いたのは，民主党菅直人内閣時代の「社会保障改革に関する有識者検討会報告」（2010 年 12 月）で，「主に高齢世代を給付対象とする社会保障から，切れ目なく，全世代を対象とする社会保障への転換」を主張しました（6 頁）[注2]．これを受け野田佳彦内閣の 2012 年 2 月の閣議決定「社会保障・税一体改革について」は，改革により「全世代を通じた国民生活の安心を確保する『全世代対応型』社

会保障制度の構築を目指す」としました（2頁）.

　この方針は第二次安倍内閣でも踏襲され，2013年8月にとりまとめられた「社会保障制度改革国民会議報告書」は「全世代型（の）社会保障」に10回も言及しました．そのなかで私は次の一文が一番重要と判断しています．「全世代型の社会保障への転換は，**世代間の財源の取り合いをするのではなく，それぞれに必要な財源を確保する**ことによって達成を図っていく必要がある」（9頁）．なお，同報告書は「健康の維持増進等」も強調しましたが，それの医療費への影響には触れませんでした（26頁）.

　安倍内閣はこの報告書に沿って，医療・社会保障改革を進めていますが，2013−2016年の「経済財政運営と改革の基本方針」（以下，「骨太方針」）は「全世代型社会保障」という用語は用いず，「骨太方針2017」は「少子化対策，子ども・子育て支援」の項（11頁）で1回だけ用いました．それに対して，「骨太方針2018」（2018年6月閣議決定）は「全世代型社会保障」という用語を8回も用いました．しかし，「全世代型社会保障の構築に向け，少子化対策や社会保障に対する安定財源を確保する」（4頁）等，いずれも「社会保障制度改革国民会議報告書」と同様の意味で用いており，予防医療との関わりには触れていませんでした.

2　予防医療への焦点化は経済産業省主導

　以上から，安倍首相の2018年9月以降の「全世代型社会保障」の予防医療への焦点化は唐突に思えます．しかし，内閣官房や経済産業省等の公開資料を調べたところ，このような事実上の方針転換は，経済産業省主導で2018年4月以降進められてきたことが分かりました.

　同省のスタンスは，2018年4月18日の第7回次世代ヘルスケア産業協議会の資料2「次世代ヘルスケア産業協議会の今後の方向性について」（事務局）に示されています．この協議会は，内閣官房健康医療戦略推進本部の下に設置されていますが，経済産業省が事務局を務め，同省が資料の大半を作

成しています．この資料2で一番ストレートなのは，「次世代ヘルスケア産業の創出に向けたコンセプト」(4頁) で，「予防・健康管理への重点化」により，現役世代の公的医療費等は現在より少し増えるが，高齢者のそれは半分以下に劇的に減少し，総費用も減少するとの図 (図1-1：第1節31頁)，及び「地域に根ざしたヘルスケア産業の創出」も実現するとの図が示されています．さらに資料2には「予防の投資効果 (医療費・介護費，労働力，消費) について (試算結果概要)」(8頁) も示されています (図1-2)．ただし，予防による医療費抑制効果は全体で最大710億円で，これは2034年の医療費約21.5兆円のわずか0.33％に過ぎず，「米粒より小さい話」と評されています[(1)] (図1-2の4種類の予防の試算結果の単純加減算．もしこれらに重複がある場合はこれよりも少なくなります)．それに対して，フレイル・認知症の一次予防による介護費抑制効果は3.2兆円で，2034年の介護費約14.5兆円の22.1％に達するとされています (この点は後で検討)．

　予防医療の医療費抑制効果については財務省が疑問視し，10月9日の財政制度等審議会財政制度分科会の資料「社会保障について」で，「予防医療等による医療費や介護費の節減効果は定量的に明らかではなく，一部にはむしろ増大させるとの指摘もある」と述べ，その根拠として，注で康永秀生東大医学部教授とアメリカのラッセル氏 (予防の経済評価の第一人者) の文献を引用しました (17頁)．そのうち，康永氏の引用は以下の通りです．「これまでの医療経済学の多くの研究によって，予防医療による医療費削減効果には限界があることが明らかにされています．／それどころか大半の予防医療は，長期的にはむしろ医療費や介護費を増大させる可能性があります．そのことは医療経済学の専門家の間では共通の認識です」[(2)]．

　私も「医療経済学の専門家」の一人として，康永氏の事実認識に同意します．実は私も2014年に予防医療の経済効果についての文献レビューを行い，康永氏と同じ結論を得ています[【注3】(3)]．私はその上で，今後の医療・介護費の増加に対応した財源確保の方策を検討すべきと考えています．それに対して，財務省はこの検討を回避し，「社会保障費の伸びの抑制と給付と負担のバラン

図 1 - 2　予防の投資効果（医療費・介護費，労働力，消費）について（試算結果概要）

●国民の健康状態が動態的に変化する（例：X 歳のがん発生率：a%（2000 年）→ b%（2000 年））ことを前提とした新たな分析（内閣府 ImPACT プロジェクト東京大学橋本英樹教授）を活用．各疾患分野における予防対策を行った場合の 60 歳以上の医療費・介護費を試算（下記）．
●これに加えて，高齢者の健康度が向上すれば，間接的なインパクトとして，労働力と消費の拡大が見込まれる．（最大 840 万人，1.8 兆円／年（2025 年）拡大）（粗試算）[1]

予防を行った場合の 2034 年の 60 歳以上の医療費・介護費[2]への影響

	試算結果
生活習慣病（一次予防）	130 億円↓（医療費）
生活習慣病（二次・三次予防）	620 億円↓（医療費）
がん（一次予防）	360 億円↑（医療費）[3]
フレイル・認知症（一次予防）	320 億円↓（医療費） ＋ 3.2 兆円↓（介護費）

注：※1　労働力・消費の出典：「経済産業省平成 27 年政策評価事業（日本経済の中長期な変革とリスクに関する調査）」
　　　　　65 - 74 歳の高齢者が現役世代並みに働け，75 歳以上の高齢者が 65 - 74 歳並みに働けると仮定した場合
　　※2　介護費については，フレイル・認知症の一次予防を行った場合について，試算を実施
　　※3　がん一次予防は 2034 年でがん患者を約 4 万人程度減少させるが，その他疾患に関連した医療費が増加するため，全体としては増加

　（参考）現状維持した際の 60 歳以上の医療費・介護費の推計結果
　医療費：2013 年：約 19.5 兆円 → 2022 年：約 20.8 兆円→
　　　　　2034 年：約 21.5 兆円 → 2046 年：約 20.0 兆円
　介護費：2013 年：約　9.6 兆円 → 2022 年：約 12.5 兆円→
　　　　　2034 年：約 14.5 兆円 → 2046 年：約 13.8 兆円
　・医療費・介護費の将来推計は，インフレや技術高度化による増加要因（医療費では過去年 1 - 3％程度で推移）は含まない前提．仮に年率 2％で増加した場合，20 年後には約 1.5 倍に増加．

出所：2018 年 4 月 18 日第 7 回次世代ヘルスケア産業協議会資料 2，8 頁．

スの適正化［という名の給付範囲の縮小——二木］」を主張しています．

　財務省のこの疑問・挑戦に反論するためか，2018 年 10 月 15 日の経済産業省第 2 回産業構造審議会 2050 経済社会構造部会に，事務局は「血圧・血糖・脂質が正常な者は，高血圧・高血糖・脂質異常の者に比べ，平均余命が長く，生涯医療費も少ないという［辻一郎教授の］データ」を提出しました（資料 3「健康寿命の延伸に向けた予防・健康インセンティブの強化について」4頁）．

　その後，11 月 20 日にとりまとめられた財政制度等審議会「平成 31 年度予算の編成等に関する建議」では，上述の表現と康永氏等の文献は削除され，「しっかりとした検証に基づき，効果のある［予防医療等の——二木］事業を横展開等により推進することを通じて，実績として社会保障費の自然増が減少すれば，社会保障費の伸びの抑制にもつながり得る」との経済産業省寄りの表現に変わりました（11 頁）．しかも，この表現の変更は，11 月 20 日の「建議」決定直前に行われたそうです．このことは，現在の安倍内閣が経済産業省主導であり，財務省の影響力は同省の一連の自爆的スキャンダルのためもあり，大幅に低下していることを示しています．

　なお，厚生労働省は，「健康寿命延伸プランの方向性」については経済産業省と歩調を合わせていますが，経済産業省と異なり，それによる全国レベルでの医療・介護費の削減効果は示していません．同省は医療・介護の実態をよく知っているため，経済産業省のような「イケイケドンドン」の試算は自制しているのだと思います．あるいは，2006 年の「医療構造改革」時に「生活習慣病予防により 2 兆円」もの医療費を抑制できる（2025 年度）と「空約束」したことに対する負い目を引きずっているのかも知れません．

3　予防医療で生涯医療・介護費が減少するとの報告の検討

　次に，経済産業省が予防医療の推進で生涯医療・介護費が減少するとの試算の根拠として引用している著名な研究者（橋本英樹，近藤克則，辻一郎の 3

氏）の報告・試算について検討します．それらはすべてウェブ上に公開され
ています．

　まず，上述した第7回次世代ヘルスケア産業協議会の資料2（8頁）の予
防の投資効果の試算で，「活用」したとされている，橋本英樹東大教授の
「新たな分析」を検討します．橋本氏の推計は，アメリカの経済学者が開発
した Future Elderly Model に基づき，膨大な先行研究のデータを用いたシ
ミュレーション研究で，主として患者数の予測を行っており，医療費の推計
は副次的です．いずれも，打ち手（対策）を実行し，「想定したシナリオ」
（例：「糖尿病の発症率が5年で30％減少する」）が完全に実現した場合の患者
数への影響と「医療費の適正化金額」を推計しています．ただし，いずれの
推計でも，「打ち手を実行した場合」の「介入費用」は計算されていません．
しかも，上述したように，医療費の抑制効果はごくわずかにとどまっていま
す．

　それに対して，橋本氏は「介護費の適正化金額」は2034年推計で3.3兆
円に達すると推計しています．ただし，これは近藤克則千葉大学教授等の愛
知県武豊町での「コミュニティサロンの設置による介護予防モデル」の実績
（サロン参加群では非参加群に比べ，要介護認定率が5年間で6.3％，認知症発症
率が3割減少）から推計した介護費用削減額をそのまま全国規模に「外挿」
したものです．近藤氏自身は，別の報告で，愛知県常滑市の11年間の追跡
データに基づいて，「（寿命が延伸したとしても）重症化予防により，介護費
用削減効果は認められ得る」「日本の総介護費全体で約1.3〜3.6兆円の削減
効果」があると試算しています．

　愛知県武豊町の事業は，従来の「介護予防」が「筋力トレーニング」等，
対象を個人に限定していたのとまったく異なり，地域住民全体を対象とした
「ポピュレーション・アプローチ」を用い，しかも現在も追跡調査を継続し
ている点で，画期的です．それだけに多くの研究者・自治体の注目を集め，
当該自治体職員，複数の大学の研究者に加えて，多数の住民・学生ボランテ
ィアが参加しています．

　しかし，このような「介入費用」（金銭表示された「マネーコスト」とボランティア等の金銭表示されない費用を加えた「リアルコスト」）は考慮されていません．医療の経済評価では，費用に「介入効果」を含まないと，対照群に比べて一見費用抑制的に見えた事業がそれを含むと逆に費用が高くなったり，費用抑制額が大幅に減ることは広くみられます．【注4】

　また，一般に医療技術・サービスの評価では，**理想的条件で得られる「効能（efficacy）」とリアルワールドで得られる「効果（effectiveness）」を峻別します．言うまでもなく，「効果」は「効能」に比べて，はるかに小さいのが一般的です．**武豊町の事業は非常に先進的であるため，そこで得られた知見はこの「効能」に近く，今後，この事業を全国展開した場合，「効果」は相当程度低下する可能性が大きいと思います．また武豊町は人口4.2万人の小規模自治体で大都市部に比べて人口移動も少ないため，そこで得られたデータを単純に外挿して全国レベルのデータを推計すると，「効果」そのものの過大推計になる危険があります．【注5】

　次に，辻一郎東北大学教授グループの宮城県大崎国保コホート研究は，約5万人の国保加入者の生存状況を13年間も追跡している世界に冠たる貴重な調査研究です．(6) しかも，上述した経産省の明るい（？）引用とは異なり，結果について，「平均余命の延長は必ずしも生涯医療費の増加を伴うわけではなかった」，「平均余命と生涯医療費とが正の相関を示したのは，喫煙習慣と飲酒量だけであった」という抑制的な記述がなされています．逆に言えば，非喫煙者と飲酒量が少ない者は，それぞれ喫煙者と飲酒量が多い者に比べて，平均余命が長く生涯医療費も高くなっています．しかし，この重要な結果は上述した経済産業省資料では（おそらく意図的に）削除されています．しかもこの研究は自然経過の観察研究であり，介入の効果研究ではないため，この結果からは，禁煙や飲酒量の抑制等の介入を行えば，生涯医療費が少なくなるとは言えません．つまり，この研究だけでは介入の効果がどの程度あるかは不明ですし，介入した場合は介入費用が発生します．

　以上から，予防医療は国民の健康状態の改善・余命の延長と生涯医療費の

増加の両方をもたらすとの先行研究の結論は維持されているし，地方の小規模自治体の先進的介護予防の知見がそのまま全国で実現すると仮定するのは無理があると言えます．

4　インセンティブ強化への2つの疑問

　ここで視点を変えて，予防・健康づくりのための「インセンティブ強化」への私の2つの疑問を述べます．

　一つは，インセンティブ，特に金銭的インセンティブの効果への疑問です．「はじめに」で述べたように，安倍首相は予防医療を推進する上で，インセンティブを強調しており，これを受けて厚生労働省の「2040年を展望した社会保障・働き方改革本部資料」（2018年10月22日）には保険者，個人・住民に対する予防・健康づくりのためのさまざまなインセンティブの推進が掲げられています．

　しかし，それらのうち少なくとも金銭的インセンティブの効果はないことが，最近のいくつかの大規模実証研究で明らかにされています．代表的研究は，イギリスのＮＨＳにおけるプライマリケア医に対する金銭的インセンティブ（成果に応じた支払い（P4P））停止後の研究です．これは患者2000万人もの「ビッグデータ」を用いた研究で，プライマリケア医に対する金銭的インセンティブによる医療の質指標の改善は一時的にすぎないことを疑問の余地なく明らかにしています．[7] 2018年10月15日の経済産業省・第2回産業構造審議会2050経済社会構造部会の資料3「健康寿命の延伸に向けた予防・健康インセンティブの強化について」の「医師に対する予防・健康インセンティブ」（18頁）には，「英国では，かかりつけ医（ＧＰ）に対して生活習慣病の予防についてアウトカム評価を行い，評価に応じた報酬を支払うことで，医師に対する予防・健康インセンティブを強化」と書かれていますが，これはこの決定的論文が発表される前の古いデータに基づいた甘い評価です．

　なお，橋本英樹東京大学教授によると，外的報酬を用いたインセンティブ

はそれが停止された後は行動変容効果が失われるという事実は，すでに
1980年代の経済心理学（行動経済学）の実験的研究で明らかにされていたそ
うです．同氏に教えて頂いたこの分野の代表的な「メタアナリシス的文献レ
ビュー」（対象は128研究）は，結論の最後で「[本メタアナリシスで得られた]
エビデンスは，主として外的報酬の利用に焦点化する戦略が，内的動機を促
進するよりも抑制するという重大なリスクをもたらすことを明確に示してい
る」と述べています．⁽⁸⁾学術論文でこのような断定的表現が使われるのはきわ
めて珍しく，それだけにこの結論の信頼性は高いと思います．

　もう一つの疑問は，インセンティブが強化された場合，それが事実上の強
制やペナルティに転化し，結果的に「生活習慣病」等の患者の差別・排除に
つながる危険があることです．私がこのことを危惧するのは，経済産業省，
厚生労働省の文書とも，「生活習慣病」＝個人の不健康な生活に責任・問題
があるとの暗黙の了解（私からみると誤解）に基づいて，「個人にインセンテ
ィブを提供」することを列挙しているからです．これを読んで，私は，かつ
てナチス・ドイツが「義務としての健康」を国家の公式スローガンにしたこ
とを思い出しました．⁽⁹⁾

　それと対照的に，公衆衛生審議会「意見具申」は，1996年に「成人病」
に代え，「『生活習慣病』という概念の導入」を初めて提唱した時，「**疾病の
発症には，『生活習慣要因』のみならず『遺伝要因』，『外部環境要因』など
個人の責任に帰することのできない複数の要因が関与していることから，
『病気になったのは個人の責任』といった疾患や患者に対する差別や偏見が
生まれるおそれがあるという点に配慮する必要がある**」と注意喚起しました．⁽¹⁰⁾
この点に対する配慮が，現在の「インセンティブ改革」には欠けています．
そのために，私は，疾病が自己責任と誤認させる「生活習慣病」という用語
の見直しを検討すべきと，改めて感じました．⁽¹¹⁾

おわりに——予防医療偏重は「ポピュリズム医療政策」

　以上，安倍内閣の「全世代型社会保障改革」の予防医療への焦点化は経済産業省主導であること，予防医療で医療・介護費を抑制できるとの主張には無理があること，および「インセンティブ強化」には2つの疑問があることを述べました.

　「はじめに」でも述べたように，「私も予防医療を重視し，健康寿命延伸を目指すことには（中略）賛成です」が，それはあくまで国民の健康増進のために行われるべきであり，医療費抑制の手段とすべきではないと思います. 私は，論文「医療費増加の『最大の要因』は医師数増加か？」で，「医師数や医学部定員の問題」に「根拠も明確でない医療費の観点を絡ませるべきではない」と述べましたが，それと同じです.[(12)]

　最後に視点を変えて，経済産業省やその影響力が強いとされる官邸・内閣府が，「全世代型社会保障改革」で予防医療に焦点化する理由を考えます. 私は2つの理由があると思います. 1つは，予防医療の推進により医療・介護費を削減できると主張することにより，内閣や政治家，さらには国民に，本来の「全世代型社会保障改革」で不可欠な，今後の超高齢社会を支えるための財源確保から目をそらさせることです. もう一つは，いうまでもなく，予防医療を通した「社会保障の産業化」により，経済産業省の省益の拡大と公的保険外の保健サービスへの企業参入を促進することです. 安倍首相の目指す「全世代型社会保障改革」の担当が厚生労働大臣ではなく，内閣府特命担当大臣（経済財政政策）とされたことはその現れと言えます.

　それに対して，「社会保障制度改革国民会議報告書」を中心的にとりまとめた権丈善一慶應義塾大学教授は，「医療介護の一体改革という，日本の医療の歴史的にも起因する長年抱えてきた問題を根気強く変えていく改革」から「逃れる方法をささやく者たちが出てくる」として，それを「ポピュリズム医療政策」と厳しく批判しています. 権丈氏はその特徴を4つ示し，3番

47

目に「医療費は予防で抑制できる（中略）とデマを飛ばす」ことをあげています⁽¹³⁾.

　私も，「全世代型社会保障改革」の予防医療への焦点化は，権丈氏の定義するポピュリズム医療政策であると考えます．権丈論文は，最近の経済産業省主導の医療政策の危うさを明らかにしているので，ご一読をお勧めします．

【注1】「社会保障・働き方改革本部」諸資料のポイント

　「第1回 2040 年を展望した社会保障・働き方改革本部資料」（2018 年 10 月 22 日）によると，「横断的課題に関するプロジェクトチーム」は以下の4つです．①健康寿命延伸ＴＦ（疾病予防・介護予防に関する施策等），②医療・福祉サービス改革ＴＦ（ロボット，ＡＩ，ＩＣＴの実用化等），③高齢者雇用ＴＦ（高齢者の雇用就業機会の確保等），④地域共生ＴＦ（縦割りを超えた地域における包括的な支援体制の整備等）です（資料1）．資料3「2040 年を展望し，誰もがより長く元気に活躍できる社会の実現」には①－③の「主な取組」が列挙されていますが，なぜか④に対応するものはありません．

　私は，③に対応した「医療・福祉サービス改革プランの方向性」の4つの改革の中に「経営の大規模化・協業化」が掲げられ，「医療法人，社会福祉法人それぞれの経営統合，運営共同化，多角化方策の検討」，「医療法人と社会福祉法人の連携方策の検討」等があげられていることに注目しました．今後，2018 年度診療報酬・介護報酬同時改定で鮮明になった医療機関の「複合体」化の奨励策がさらに強化されると思います⁽¹⁴⁾.

　「参考資料」は全 22 頁ですが，その半分が「予防・健康づくり」に関するもので，しかも保険者，医療機関，個人・住民等に対するさまざまな「インセンティブの強化・拡大（または見直し）」が列挙されています．

　「資料3」を圧縮した資料は，11 月 22 日午後に開催された第 20 回未来投資会議で厚生労働大臣が提出しました．それの「健康寿命の更なる延伸に向けて（健康寿命延伸プラン）」は経済産業大臣提出資料の「疾病・介護予防の促進に関する提言」，及び内閣官房日本経済再生総合事務局の「論点メモ」中の「疾病・介護予防の進め方」とほぼ同じです．このことは，疾病・介護予防と健康寿命延伸の進め方については，内閣官房・経済産業省・厚生労働省の間ですでに相当のすりあわせが行われていることを示しています．

【注2】「全世代型社会保障改革」の先駆は 2009 年「安心社会実現会議報告」

　麻生太郎内閣時代の 2009 年6月にとりまとめられた「安心と活力の日本へ（安心社会実現会議報告）」には，「全世代型社会保障」と同義と言える「全生涯，全世代を通じての『切れ目のない安心保障』」という表現が2回使われていました（6, 13 頁）．この点を踏まえると，「全世代型社会保障」は「2度の政権交代を越

えて継承されてきた考え方」とも言えます[15].

【注3】私は1979年に経済学的には「予防は治療に勝る」とは言えないと問題提起

　私は代々木病院勤務医だった1979年＝40年前に，患者の「掘り起こし効果」に注目して，「成人病・慢性疾患については，経済学的にみて『予防は治療に勝る』とは必ずしもいえない」（予防・早期発見・早期治療で医療費が増える可能性がある）と次のように述べました[16]．これは日本で初めての問題提起だと思うので，少し長いですが，全文を引用します．

　　〈ともあれ，いまや，医療費の増加に見合って公衆衛生学的指標が改善しなくなったということは，成人病・慢性疾患については，経済学的にみて「予防は治療に勝る」とは必ずしもいえないのではないかという問題にも発展する．
　　つまり，伝染病・感染症については，予防・早期発見・早期治療が，死亡率の減少だけでなく，罹患率の減少をもたらし，それがひいては医療費の減少（節約）をもたらしたといえたが，成人病・慢性疾患については，このような関係は必ずしも明らかではない．
　　伝染病・感染症についてこのような因果関係が認められたのは，①抗生物質，予防接種などの根本的予防，治療法が確立しただけでなく，②その予防・治療が短期間，予防接種の場合は多くの場合一回限りですみ，③その予防・治療を集団的に行なえ，④しかも，その予防・治療効果が，一個人にとどまらず，伝染病の消滅ということで多数に波及する（「外部性」がある）という，理由からであった．そして，国家も，伝染病・感染症にたいしては社会防衛的な観点から直接的な介入を行なった．
　　しかし，成人病・慢性疾患については，①根本的予防・治療法が確立していないだけでなく，②それに代わる対症療法（生活管理を含む）には長期間，多くの場合は一生を要し，③その対症療法もきわめて個別的であり，④治療効果が，一個人に限られ，他へ波及しない（「外部性」がない）というまったく逆の事情がある．そのために，成人病・慢性疾患については，集団検診・早期発見・早期治療を徹底して行なっても，感染症・伝染病のときのような劇的な死亡率，罹患率の減少は見込めない．逆に，患者が累積し，しかも成人病・慢性疾患患者の1人当りの診療費は感染症・伝染病患者に比べてはるかに高額なため，全体としての医療費も急上昇する可能性がある．
　　疾病構造が激変したにもかかわらず，それに見合った新しい公衆衛生施策の推進，国家介入が行なわれず，逆に「疾病の自己責任原理」が喧伝される背景にはこのような事情があるといえよう．
　　しかし，これはあくまで，現在の体制，国家財政の枠内の論理である．逆に国民・患者の立場からは，成人病・慢性疾患の根本的予防・治療法が確立していないからこそ，生活管理を含めた徹底した対症療法を行ない，その悪

化・進展を防ぐ必要があるのは当然である．事実，例えば高血圧症について
みると，対症療法のレベルでも，厳密に行なえば，脳卒中・心筋梗塞などの
重篤疾患の発症はかなり予防できることは疫学的に証明されている．今後，
各疾患について，このような効果を個別に，実証的に検討していくことは重
要である．

　　また，将来，もし成人病・慢性疾患にたいする根本的予防・治療法が発
見・確立されれば，かつて伝染病・感染症でみられたのと同じように，医療
費の投入に見合った公衆衛生学的指標の改善が再びもたらされる可能性がな
いわけではない.〉

　　ただし，これは私の独創ではなく，故川上武先生の医療技術論に基づく示唆を
踏まえた「思考実験」・「作業仮説」です．しかし，その後，1986 年に出版された
ラッセル氏の『予防は治療に勝るか？』を読み，それがアメリカやヨーロッパ諸
国での膨大な実証研究により確認されていることを知りました[17]．同時に，同書
の結論「医療における投資の選択は，予防か治療かの二者択一ではなく，予防と
治療の最適ミックスを探すことである」に大いに共感しました．

【注4】介入費用を加えると医療費節減効果が消失した特定健診・保健指導

　　介入費用を加えると医療費節減効果が消失した典型が，厚生労働省「特定健
診・保健指導の医療費適正化効果等の検証のためのワーキンググループ」の「第
三次中間とりまとめ」（2015 年6月）です．それは，特定保健指導の積極的支援
の参加群の1人当たり外来医療費は非参加群に比べて有意に低いとしました（3
年間で年間約 5000−7000 円程度低い）．しかし，これは介入費用を除いた計算で
あり，積極的支援群の介入費用（国庫補助の基準単価．1人当たり年約 18,000
円）は上記医療費「節減」額を大幅に上回っていました．これ以外にも，「第三次
中間とりまとめ」には，2つのデータセットの突合率が2割にすぎない，介入開
始時点で参加群と不参加群の1人当たり医療費に相当の差があった（参加群の方
が低く，介入開始時の両群の同質性がない），との重大な欠陥があります[18]．

【注5】「脳卒中施設間連携モデル」で経済効果実現を阻む要因にも言及

　　私は，1983 年に，当時勤務していた東京・代々木病院での脳卒中の早期リハビ
リテーションの実績に基づいて，「脳卒中医療・リハビリテーションの施設間連携
モデル」を作成し，その経済的効果を試算しました[19]．このモデルでは，脳卒中
患者が発症直後に一般病院（急性期病院）に入院して急性期治療と並行してリハ
ビリテーションを受け，平均 1.5−2か月間の入院後8割が自宅に退院し，残りの
1割がリハビリテーション専門病院に，同じく1割が長期療養施設に入院すると
仮定しました．その結果，脳卒中患者が 120 日間一般病院に入院し続ける場合に
比べて，19−48％の費用削減が可能なことを〈理論的に〉明らかにしました．と

同時に，〈現実には〉このような理想的施設間連携の経済的効果実現を阻む5つの要因（病院の機能分化がほとんど行われていない等）が存在することも指摘し，この試算で「明らかにした施設間連携による経済的効果も全国的に実現することは，現状では困難である」と結論づけました[19].

　先進事例の研究者や実践者は，その知見をすぐに「普遍化」するのではなく，現実に存在するそれの阻害要因にも目配りする必要があると思います．なお，印南一路慶應義塾大学教授は，「成功事例調査がはびこる」現状を批判し，「成功事例のみの調査からは成功の要因は分からない」と結論づけており，私も同感です[20].

文献

(1) 無署名「弱者切り捨ての『人生百年計画——医療費抑制策に隠された『優生思想』」『選択』2018年11月号：46-47頁.

(2) 康永秀生「[やさしい経済教室] 予防医療で医療費を減らせるか①」「日本経済新聞」2018年1月4日朝刊.

(3) 二木立「予防・健康増進活動の経済評価の主な文献」『文化連情報』2014年10月号：10-18頁（『地域包括ケアと地域医療連携』勁草書房，2015，208-218頁）.

(4) 橋本英樹「将来疾患患者数等の試算」「生涯現役社会実現に向けた環境整備に関する検討会提出資料」2018年3月14日（ウェブ上に公開）.

(5) 近藤克則「産学官連携とコミュニティづくりによる健康長寿社会」「次世代ヘルスケア産業協議会第9回新事業創出ＷＧ」資料7，2018年4月11日（ウェブ上に公開）.

(6) 辻一郎（研究代表者）「生活習慣・健診結果が生涯医療費におよぼす影響に関する研究」「厚生労働科学研究費補助金総括研究報告書」2010.（ウェブ上に公開）.

(7) Minchin MM, et al: Quality of care in the United Kingdom after removal of financial incentives. *NEJM* 379 (10):948-957, 2018.（本論文および最新の類似論文の抄訳と解説は「二木立の医療経済・政策学関連ニューズレター」173号（2018年12月）に掲載）.

(8) Deci ED, et al: A meta-analytic review of experiments examining the effects of extrinsic rewards on intrinsic motivation. *Psychological Bulletin* 125 (6):627-668, 1999.

(9) R. N. プロクター著，宮崎尊訳『健康帝国ナチス』草思社，2003，150頁.

(10) 公衆衛生審議会「生活習慣に着目した疾病対策の基本的方向性について（意見具申）」1996年12月（ウェブ上に公開）.

(11) 二木立「厚生労働省の『生活習慣病』の説明の変遷と問題点——用語の見直しを検討する時期」『文化連情報』2017年9月号：16-23頁（『地域包括ケア

と医療・ソーシャルワーク』勁草書房，2019，第5章第1節）．

(12)　二木立「医療費増加の『最大の要因』は医師数増加か？」『文化連情報』
2018年11月号：18-26頁（『地域包括ケアと医療・ソーシャルワーク』勁草書
房，2019，第7章第2節）．

(13)　権丈善一「喫緊の課題，『医療介護の一体改革』とは——忍びよる『ポピュ
リズム医療政策』を見分ける」『中央公論』2019年1月号：132-141頁．

(14)　二木立「医療経済・政策学の視点から平成30年度同時改定を読む」『病院』
2018年12月号：928-933頁（『地域包括ケアと医療・ソーシャルワーク』勁草
書房，2019，第3章第1節）．

(15)　宮本太郎「［経済観測］全世代型社会保障とは何か」「毎日新聞」2018年11
月10日朝刊．

(16)　二木立「医療水準とはなにか——医療資源の有効配分のために」，川上武・
増子忠道編著『思想としての医学』青木書店，1979，157-194頁（引用個所は
165-166頁）．

(17)　Russell LB: *Is Prevention Better Than Cure ?*, The Brookings Institution,
1986.（本書の概要は文献（3）で紹介）．

(18)　二木立「『中間とりまとめ』の医療費節減効果の証明には重大な欠陥」『地
域包括ケアと地域医療連携』勁草書房，2015，206頁．

(19)　二木立「施設間連携の経済的効果——脳卒中医療・リハビリテーションを
例として」『病院』1983年1月号：37-43頁（『医療経済学』医学書院，1985，
77-92頁．『医療経済・政策学の探究』勁草書房，2018，39-55頁）．

(20)　印南一路「成功例の共通要因サーチの致命的欠陥」『Monthly IHEP（医療
経済研究機構）』2014年7月号：24-28頁．

第3節　予防医療の推進で「ヘルスケア産業」の育成・成長産業化は可能か？

（2019年2月）

はじめに

前節では，安倍晋三首相・経済産業省（以下，経産省）主導で進められて
いる「全世代型社会保障改革」の予防医療（健康管理や介護予防を含む．以下

同じ）への焦点化の背景・狙いを述べると共に，それが目指す生涯医療・介護費の抑制は困難であることを示しました(1)．しかし，予防医療への焦点化には，前節の「おわりに」でチラリと書いたように，「社会保障サービスにおける産業化」（2018年11月20日経済財政諮問会議への民間議員提出文書「全世代が安心できる社会保障制度の構築に向けて」），「ヘルスケア産業」の育成・成長産業化というもう一つの目標もあります．

　経産省的には，こちらが「本丸」とも言えます．例えば，2018年12月12日の第10回次世代ヘルスケア産業協議会新事業創出ＷＧへの「事務局説明資料①（次世代ヘルスケア産業協議会及び新事業創出ＷＧの今後の議論について）」では，「ヘルスケア産業（公的保険外サービス産業群）の市場規模」が2016年の24.9兆円から2025年には33.0兆円へと32.4％増加するとの推計が示されています（18-19頁）．そしてこの「事務局」は経産省商務・サービスグループヘルスケア産業課です．そこで，本節では，予防医療の推進によるヘルスケア産業の育成・成長産業化は可能かを検討します．結論を先に述べると，経産省自身の「推計」からも，それが困難であることが確認できます．

1　２つの「既視感」——民主党政権の「成長戦略」と1986年の厚生省文書

　その前に，「社会保障の産業化」という表現・スローガンについての私の２つの「既視感」（deja vu）について簡単に述べます．

　第1の既視感は，「社会保障の産業化」による経済成長は，安倍内閣に先立つ民主党政権時代にも目指されたことです(2)．特に菅直人内閣が2010年6月に閣議決定した「新成長戦略」は，7つの「戦略分野」の第2に「ライフ・イノベーションによる健康大国戦略」を掲げました．「新成長戦略」は第1章で「社会保障は，少子高齢化を背景に負担面ばかりが強調され，経済成長の足を引っ張るものと見なされてきた」ことを否定し，「社会保障には雇用創出を通じて成長をもたらす分野が多く含まれており，社会保障の充実

が雇用創出を通じ，同時に成長をもたらすことが可能である」と主張し，それまでの自民党・公明党政権の政策を180度政策転換して，「年金，医療，介護，各制度の立て直しを進める」と宣言しました．医療分野の「ライフ・イノベーション」の柱は2つで，その1つが公的保険外の医療サービスの育成であり，それには医療ツーリズム，混合診療の拡大，健康関連サービス産業の育成の3つを含んでいました．「新成長戦略」は，医療・介護・健康関連産業の「成長牽引産業」化も目指しました．

　当時私は，この政策転換自体は評価した上で，「公的保険外の医療サービスに経済成長効果はほとんどない」理由を示しました．さらに，医療・介護・健康関連産業は，あくまで経済成長の「下支え」にとどまるとも指摘しました．その後，菅内閣の置きみやげと言える2011年7月の閣議決定「社会保障・税一体改革成案」でも，「社会保障は需要・供給両面で経済成長に寄与する機能」と控えめに位置づけられ，「成長牽引産業」論は事実上否定されました．

　ただし，菅内閣と安倍内閣には根本的違いがあります．菅内閣は，「強い経済」「強い財政」「強い社会保障」の一体改革を標榜し，医療・介護・健康関連サービス産業育成のために，社会保障費を大幅に増やすことを目指しましたが，安倍内閣は逆に2013年の成立以来6年間，社会保障費の厳しい抑制を継続しています．

　第2の既視感は，これよりもずっと古く今から30年以上前に遡ります．それは厚生省（当時）が1986年に発表した「高齢者対策企画推進本部報告」で，医療・福祉への民間活力導入を初めて提起したことです(3)．この報告では，5つの「高齢者対策の基本原則」の最後に「民間活力の導入」を，「各施策の改革の方向」の「二　保健・医療・福祉サービスの保障」（5つ）の最後に「民間活力の導入，活用」を掲げ，次のように述べました．「これまで公的施策を中心に提供されてきた福祉や保健医療の分野においても，民間の適切かつ効率的なサービスを併せて導入することが有効であり，こうしたビジネスの健全育成を図る」．「ア　シルバーサービスの健全育成……高齢者がニ

ードに応じた民間サービスを受けられるように，情報提供を行う体制を確立する．また，ねたきり老人等の介護保険についても民間保険の適正な育成を図る」，「イ　保健医療分野における民間活力の活用……保健事業において，……健康産業の育成……を図る」，「ウ　民活法案の検討」．さらに『平成3年版厚生白書』(1991) の第3章「民間サービス」では，シルバーサービス，民間医療保険，医療関連サービス，健康増進サービスの動向が35頁も事細かに紹介されました．これは第2章の「公的施策」の記述がわずか5頁であったのと対照的でした．

　しかし，その後，民間介護保険も健康産業もほとんど育成されませんでした．その結果，2000年には（公的）介護保険制度が創設され，さらに2006年の医療制度改革関連法により，公的医療保険が「生活習慣病対策」を直接実施することになりました．

2　「ヘルスケア産業」は成長産業とは言えない

　次に，「はじめに」で紹介した経産省の「ヘルスケア産業（公的保険外サービスの産業群）の市場規模（推計）」について検討します．ただし，第10回新事業創出WGに示された資料には概数しか示されていないため，それの元資料の同省委託事業（日本総合研究所「平成29年度健康寿命延伸産業創出推進事業調査報告書」．ウェブ上に公開）の数値の一部を表1－1に示します．

　ここで「ヘルスケア産業」（別名「健康寿命延伸産業」）は「健康保持・増進に働きかけるもの」（12分野）と「患者／要支援・要介護者の生活を支援するもの」（4分野）を合わせた16分野の合計であり，その市場規模は2016年の24兆9400億円から2025年の33兆300億円へと，9年間で8兆900億円（32.4%）増加すると推計されています．

　この数値は一見巨額ですが，年平均増加率は3.2%にすぎません．これは，医療・介護給付費（公的保険サービス）の2018－2025年度7年間の年平均増加率3.3%とほぼ同じであり，とても「成長産業」とは言えません（内閣官

房・内閣府・財務省・厚生労働省「2040年を見据えた社会保障の将来見通し（議論の素材）」2018年5月）.

　この理由は，65歳以上人口の伸び率を上回って急拡大している「ニューマーケット」や「高齢者関連ニューマーケット」（「計測機器」「ヘルスケア関連アプリ」等）に分類されるサービス（16分野の内数．数値は非表示）の市場規模が小さいためと思います（480-481頁）．個々の分野の成長率を過大視していないという点では，これは良心的推計と言えます【注1】.

　他面，**2016年の市場規模は極端な過大推計**です．特にヒドイのは次の2つです．①16分野のうち最大なのは「要支援・要介護者向け商品・サービス」の8.38兆円ですが，「介護関連住宅」と「福祉用具」には，介護保険給付分（特別養護老人ホーム，介護老人保健施設，認知症老人グループホーム等．おそらく金額ではこれらが大半）がすべて含まれています（491-492頁）．報告書は「保険内外の切り分けが困難であり，一体として示している」と弁解していますが，公的給付分は広く公表されています．私は，今まで，経産省（関連）の過大推計をたくさん見てきましたが，これは過大推計の枠を超えたペテン推計と言えます．

　②二番目に大きいのは「保険」の7.22兆円ですが，これは「第三保険全般」です．しかし，それの大半は公的医療保険の自己負担分の補填（「入院給付金」等）であり，すべて「ヘルスケア産業」（健康寿命延伸創出産業）に入れるのは水増しがすぎます（489-490頁）．ちなみに，伝統的保険論と新古典派経済学では，（公私の）医療保険加入者は「病気になっても医療費の一部だけを負担すればよいので，病気を予防する注意や努力を怠りがちになる」「モラルハザード（倫理の欠如）」が生じるとされており（井伊雅子氏），予防医療の推進と矛盾します（ただし，私はこのような「モラルハザード」の使用は誤用だと考えています(4)）.

表1－1　「ヘルスケア産業」の市場規模の推計

(億円)

	2016 年	2025 年	2025/2016	年平均 増加率
ヘルスケア産業全体 （公的保険外）	249,400	330,300	1,324	3.2
健康保持・増進に働きかけるもの 　(a)	91,700	124,800	1,361	3.5
患者／要支援・要介護者の生活を支 　援するもの (b)	157,700	205,500	1,303	3.0
	2018 年度	2025 年度	2025/2018	
医療・介護給付費 （公的保険）	499,000	627,000	1,257	3.3

出所：1）日本総合研究所「平成29年度健康寿命延伸産業創出推進事業調査報告書」（2018年3月）480頁図表7-109から筆者計算
　　　2）内閣官房・内閣府・財務省・厚生労働省「2040年を見据えた社会保障の将来見通し（議論の素材）」（2018年5月）から筆者計算
aの内訳：健康経営を支えるサービス，知，測，癒，運動，住，食，睡眠，遊・学，機能補完（感染予防），予防，衣
bの内訳：保険（第三保険），患者向け商品・サービス，要介護／支援者向け商品・サービス，疾患／介護共通商品・サービス

3　「ヘルスケア産業」に対する需要の急増も望めない

　以上の推計は，主として「供給」サイドからのものです．しかし，この推計では「需要」サイドからの検討が抜けています．

　「ヘルスケア産業（公的保険外サービスの産業群）」が成長するためには，私的部門，具体的には家計，保険者（その中心は健康保険組合），及び一般企業のそれに対する需要が急増する必要がありますが，それは望み薄です．私がこう判断する理由は以下の通りです．

　まず，**家計**については，実質賃金の伸び悩みに加えて，今後の医療保険料や医療費の窓口負担（強制負担）が増加すると予測される中で，家計がそれらの支払いと競合し，しかも全額自費の予防医療等に対する需要（自発的・裁量的負担）を大幅に増やすとは考えにくいと思います．強制負担と自発的

負担の合計が家計負担の総額で，両者の間にはトレードオフの関係があるからです．

　次に，**健康保険組合**の多くは財政難に苦しんでおり，予防医療等に大幅な費用負担をする余裕はないと思います．棟重卓三健保連理事も，最近，『週刊社会保障』の座談会で，健保組合の厳しい財政状態を何度も強調し，「健康寿命延伸のための推進力」になることに消極的でした(5)．私はこれを読んで，1999年（＝20年前）の医療保険福祉審議会制度企画部会で，学識者の委員から「保険者機能の強化という課題について保険者自身はどう具体的に考えているのか」と問われて，日経連（当時）と健保連の代表が「レセプトの事務で精一杯」，「いろいろ規制があり，無力」と答えて，学識者の委員の失望を買ったことを思い出しました(6)．

　原則的に考えると，日本の「医療保険」の名称が正式には「健康保険」であることを踏まえると，それが被保険者の健康増進活動に積極的に取り組むのは当然とも言えます．ただ，この活動を個々の健康保険組合（より広くは国民健康保険等も加えた全保険者）の自主的取り組みに任せるだけでは保険者間の取り組みの格差が大きくなるので，「予防給付」を保険の現物給付に加えることを検討する必要があります．その場合には，その財源を賄うために，保険料を引き上げるか，引き上げない場合は新規の予防給付額に見合うように医療給付額を減らす必要があります．しかし，前者には保険者が大反対するし，後者には日本医師会・診療側が大反対するので，少なくとも短期的には実現可能性はありません．

　第三に，**企業**についても，予防医療等に多額の費用を負担する・できるのはごく一部の優良企業のみと思います．以上から，私的部門（家計・保険者・企業）の予防医療等に対する需要が急増することは望めないと言えます．

4　予防による労働力・消費の大幅増加も望めない

　ここで，経産省によるもう一つのトンデモ推計について述べます．それは，

第2節の図1－2（41頁）でも示した「次世代ヘルスケア産業協議会の今後の方向性について」（2018年4月18日）の「予防の投資効果（医療費・介護費，労働力，消費）について（試算結果概要）」です．それは，「高齢者の健康度が向上すれば，間接的なインパクトとして，労働力と消費の拡大が見込まれる．（最大840万人，年1.8兆円／年（2025）拡大）」としました．しかし，これは「65-74歳の高齢者が現役世代並みに働け，75歳以上の高齢者が65-74歳並みに働けると仮定した場合」の数値です．2017年の男女合計の労働力率は，15-64歳77.6％，65-74歳37.5％，75歳以上9.0％です（『平成30年版高齢社会白書』「労働力人口比率の推移」．65-74歳の数値は，65-70歳と71-75歳の数値から計算）．この数値に基づけば，経産省の「仮定」は，今後わずか7年間で65-74歳の労働力率を現在の37.5％から77.6％へと2.0倍化，75歳以上のそれを現在の9.0％から37.5％へとなんと4.2倍化できるとの超・浮世離れしたものです．

　しかもこれだけ浮世離れした仮定を設けても，2025年の消費増は1.8兆円で，これは2025年の推計GDP 645.6兆円のわずか0.3％にすぎません（「2040年を見据えた社会保障の将来見通し（議論の素材）」の「経済：ベースラインケース」）．経産省の推計は，同省の思惑とは逆に，予防による健康寿命の延伸は「成長戦略」になり得ないことを示しています．

おわりに——「千三つ官庁」経産省と厚労省の違い

　以上で，予防医療の推進によりヘルスケア産業の育成・成長産業化が可能との最近の経産省の主張・推計は「エビデンスに基づく」ものでないことを示せたと思います．私は前節と本節の準備のために，経産省サイドのたくさんの文書を読みましたが，そのほとんどが「希望的観測」・「主観的願望」のオンパレードであることに驚きました．それにより，経産省が，前身の通商産業省（通産省）時代と同じく，「千三つ官庁」（計画，施策はたくさん作るがそのうち実現するのは「千に三つほどしかない」の意）であることを再確認し

ました.

　厚生労働省は，予防医療の推進や健康寿命の延伸という点では内閣官房や経産省と歩調を合わせていますが，経産省のような「大風呂敷」は広げていません．逆に，鈴木俊彦事務次官は，最近の『社会保険旬報』の座談会で，健康寿命延伸の必要・意義を強調する一方で，「健康寿命の延伸と生産性の向上についてはまだ手がついていない」（14頁），「まずは，施策の目標たり得るように健康寿命の定義をより確かなものにしていく必要があります」（18頁）と率直に述べています．【注2】(7) このことは，現時点では，健康寿命の定義もそれの延伸の方法論も未確立であることを意味します．同省には，このようなリアルな認識に基づいて，地に足の着いた施策を立案・実施することを期待します.

　なお，私は，過去の健康寿命の延伸は非常に緩慢で，男女とも 2000-2010年の10年間で1歳にとどまっている（『平成26年版厚生労働白書』46頁）ことを考えると，仮に今後，健康寿命の延伸が加速したとしても，「マクロ経済の生産面・需要面でプラスになる」（清家篤氏．上記座談会16頁）のはずっと先のことであり，短期的な「成長戦略」にはなりえないと思っています.

【注1】保険外サービスには医療機関も参入

　経産省や日本総研は，「ヘルスケア産業（公的保険外サービスの産業群）」に営利企業のみが参入することを想定しています．しかし，医療機関，特に「保健・医療・福祉複合体」の一部は，すでに「地域包括ケア」推進の一環として，医療・介護保険外の各種サービス（健康増進，生活支援等）にも積極的に進出しています．地域住民の健康と生活の両方を包括的に支えることにより，地域住民の医療機関・複合体に対する信頼が増すだけでなく，将来の患者数増加や経営改善も期待できるため，今後この動きは強まると思います.

【注2】鈴木事務次官のもう一つの発言

　私は，この座談会を読んで，鈴木事務次官の次の発言にも注目しました．「[日本の社会給付費の対ＧＤＰ比が] 2040年度の24%という水準は，日本よりも高齢化率の低いスウェーデンやフランスが現在負担している水準よりも低いものであり，国民が負担できないという水準ではない」（13頁）．この発言は，今後の社会保障給付の名目額の多さのみに注目して，危機意識を煽る経産省やマスコミ報道

と異なり，大変見識があります．

文献
(1)　二木立「経済産業省主導の『全世代型社会保障改革』の予防医療への焦点化
　　──背景・狙いと危険性」『文化連情報』2019 年 1 月号（490 号）：22-31 頁
　　【本章第 2 節】．
(2)　二木立「民主党政権の『新成長戦略』・『ライフ・イノベーションによる健康
　　大国戦略』の複眼的検討」『文化連情報』2011 年 12 月号（405 号）：18-23 頁
　　[『ＴＰＰと医療の産業化』勁草書房，2012，103-113 頁]．
(3)　二木立「医療への市場原理導入論の 30 年」『文化連情報』2011 年 3 月号
　　（396 号）：16-23 頁 [『ＴＰＰと医療の産業化』71-84 頁]．
(4)　二木立「『モラルハザード』は倫理の欠如か？──医療経済学での用法」『日
　　本医事新報』2018 年 1 月 13 日号（4890 号）:20-21 頁 [『地域包括ケアと医療・
　　ソーシャルワーク』勁草書房，2019，第 7 章第 1 節]．
(5)　棟重卓三・山本雄士（対談）「予防・健康づくりの新時代」『週刊社会保障』
　　2019 年 1 月 7 日号：52-57 頁．
(6)　二木立『21 世紀初頭の医療と介護』勁草書房，2001，91-92 頁.
(7)　鈴木俊彦・清家篤・中村秀一・梶本章「(座談会) 社会保障・税の一体改革
　　を振り返り 2040 年の社会保障改革を展望する」『社会保険旬報』2019 年 1 月 1
　　日号：4-21 頁.

第4節　保健医療の費用対効果評価に「労働（生産性）損失」を含めるべきか？

（2019 年 4 月号）

はじめに

　第 2 節では，予防医療の経済分析についての，康永秀生東大医学部教授の
次の指摘を紹介しました．(1)「大半の予防医療は，長期的にはむしろ医療費や
介護費を増大させる可能性があります．そのことは医療経済学の専門家の間
では共通の認識です」（『日本経済新聞』2017 年 1 月 4 日）．その上で，最近，

経済産業省が，予防医療で生涯医療・介護費が減少する根拠として示している3つの報告について検討し，「予防医療は国民の健康状態の改善・余命の延長と生涯医療費の増加の両方をもたらすとの先行研究の結論は維持されている」と結論づけました.

　最近，「予防医療政策」についての講演でこのことを紹介したところ，「費用対効果を検討する際には，医療費以外に予防による労働生産性向上も考慮すべきではないか？」との質問を受けました. 実は，第3節で紹介したように，経済産業省事務局も，「次世代ヘルスケア産業協議会の今後の方向性について」（2018年4月18日）の「予防の投資効果（医療費・介護費，労働力，消費）について（試算結果概要）」で，予防により「高齢者の健康度が向上すれば，間接的なインパクトとして，労働力と消費の拡大が見込まれる」と主張しています.⁽²⁾

　そこで本節では，この点を検討します. まず，医療の経済評価研究の歴史・論争について，私自身の1980年以降の勉強を振り返りながら簡単に回顧し，現在では「ほとんどの経済評価は，将来関連医療費に注意を限定する傾向」（労働生産性の向上・損失は除外）にあることを指摘します. 次に，私がこの「傾向」に賛成する，経験的理由を述べます. 最後に，2019年1月23日に公開された「中央社会保険医療協議会における費用対効果評価の分析ガイドライン　第2版」でも，「各健康状態の費用は，評価対象技術によって直接影響を受ける関連医療費のみを含め，非関連医療費［生産性損失等──二木］は含めないことを原則とする」とされたことを紹介し，それが合理的であると評価します.

1　労働（所得）損失を含めるか否かの論争

　医療の経済評価が本格的に行われるようになったのは1970年代以降ですが，労働（所得）損失等の「間接費用」またはそれの予防による「間接便益」を含めるか否かについては，意見が一致していませんでした.

　私の記憶では，当初は含めるとの意見も有力だったと思います．例えば，1979 年に日本で最初に出版された医療の経済評価の著書の「費用対便益対比表の例示」では「便益」には「直接便益（対人保健サービス支出分等）」と「間接便益（罹患・死亡による所得損失の防げた分）」の両方が併記されていました（表 1 - 2）．これは世界保健機関（WHO）の表現に従ったものだそうです．

　医療の経済評価の第一人者であるドラモンド氏が 1980 年に出版した最初の教科書でも，「資源利用の変化」に「医療資源の変化」と「生産性産出の変化」，及び「健康状態そのものの変化」が併記されていました．

　しかし，ドラモンド氏等がその 7 年後（1987 年）に出版した医療の経済評価の教科書の第 1 版では，費用効果分析で間接費用を含むか否かについては「まだ論争中である」との記載に変わりました．この記載は第 3 版（1997 年）でも維持されましたが，やや否定的ニュアンスが強くなり，「生産性の変化を別個に報告する」ことが提案されました．そして最新の第 4 版（2015 年）では，「ほとんどの経済評価は，将来関連保健医療費に注意を限定する傾向がある」（つまり，「労働損失等の非関連保健医療費」は含まない）とされました．その理由はこれを含めると「複合した不十分な判断を招く危険があること」でした．

2　労働損失を含めると効果の過大推計と倫理的問題が生じる

　私はこの間の論争史には詳しくありませんが，労働損失等の非関連保健医療費・「間接費用」を含めない最近の「傾向」は妥当だと判断しています．ただし，これは理論的判断ではなく，医療の経済評価に労働損失（の回復）や生産性の向上を含める場合，恣意的な条件を設定することにより，効果の極端な過大推計が生じることを体験しているからです．そもそも医療の経済評価は経験的・実用的学問であり，確固とした（単一の）理論的根拠・原理に裏付けられているわけではありません．

　私がこのことに最初に気づいたのは，1995 年に，「医療経済学からみた医

表1-2　費用対便益対比表の例示──事項別

C．費用	B．便益
イ．施設建設費	I．直接便益
ロ．施設運営費	I-1．対人保健サービス支出分
ハ．人件費	(1) 入院費節約分
ニ．物件費	(2) 外来費用分
ホ．材料費	⋮
ヘ．光熱水費	⋮
ト．借料	I-2．養成・建設支出分
チ．研修教育費	(1) 職員養成費用分
リ．研究開発費	(2) 建設費
⋮	⋮
	I-3．生活・教育援助のための支出節約分
	(1) 障害者教育費
	(2) 老人施設費
	⋮
（イ）健診費用	II．間接便益
（ロ）診断費用	II-1．罹患による所得損失の防げた分
（ハ）指導費用	II-2．死亡による所得損失の防げた分
（ニ）治療費	III．物的損失で防げた分
⋮	IV．その他の便益

出所：前田信雄『保健の経済学』東京大学出版会，1979，90頁．

薬品の適正使用」について検討した際，「薬物治療の『技術評価』」（日本製薬工業協会委託研究．1987年）の評価を行った時でした.[8]

　これは日本で行われた医薬品の費用便益分析のうちもっとも大規模なもので，以下の3種類の新薬の費用便益分析をシミュレーション分析で行いました：①虚血性心疾患に対するベータ遮断剤，②下気道感染症に対する内服用抗菌性化学療法剤，③B型肝炎に対するワクチン．その結果いずれの場合にも，新薬開発により総費用（直接費用＋間接費用［稼所得所得の損失]）の大幅な削減が生じたとしました．費用削減率が一番小さい①のベータ遮断剤でも，

開発後総費用は開発前費用のわずか 36.6％ にまで低下するとしました．②の化学療法剤と③のワクチンではこの値はその半分以下——それぞれ 14.3％，14.0％——でした．ちなみに，当該薬剤費用（開発後総費用の一部）の開発前総費用に対する割合は，① 0.3％，② 9.2％，③ 6.7％ と常識ではとても信じられないほど小さい値でした．逆に言えば，この結果に基づけば，それぞれの医薬品の価格は現実の公的薬価よりもはるかに高く設定すべきと言うことになります．

　ただし，このような驚異的効果の主因は，費用に「間接費用」を含み，しかもそれを極端に過大推計したためでした．例えば①については，心筋梗塞の現実の発症年齢は 50-60 歳代であるにもかかわらず，シミュレーションでは初発年齢を 40 歳と極端に若く設定したために，患者の大半を占める労働年代の心筋梗塞発症が減少すると，患者の稼得所得の損失が大幅に減少する（間接費用が減少する）と見なされたのです．ちなみに，この推計では，医薬品開発前総費用のうち，この間接費がなんと 90.8％ を占めていました．それに対して，心筋梗塞の初発年齢を現実に合わせて 60 歳とすると，患者の大半が退職者であることになり，新薬による間接費用削減はほとんどなくなります．

　ちなみに，日本・アメリカ・ヨーロッパの製薬 4 団体は，中医協に対して，医薬品の費用対効果評価では，「生産性損失を含め」るよう要望しています（2018 年 12 月 19 日および 2019 年 2 月 6 日）．[注]　もしそれを含めた場合は，新薬の費用対効果比は，含めない場合よりも桁違いに良くなり，その結果当該新薬の薬価も大幅に高く設定されることになります．

　上記の「薬物治療の『技術的評価』」は，費用に稼得所得の損失，または効果に生産性向上を含めた場合には，深刻な**「倫理的問題」**も生じることを明らかにしています．なぜなら，それらを含めない場合には，費用対効果は患者の年齢とは無関係に判断されますが，稼得所得の損失や生産性向上を含んだ場合には，生産年齢人口が主な対象である医薬品や医療技術の費用対効果が高く評価される反面，退職者や重度障害者を主な対象とする医薬品・

医療技術の費用対効果は極めて低く評価されるからです．それに対して高齢者・障害者差別との厳しい批判が巻き起こることは確実です．

労働損失または労働生産性の向上を含めると，効果（便益）の過大推計になる最近の好例（？）は，「はじめに」で述べた，経済産業省事務局による「予防の投資効果（医療費・介護費，労働力，消費）について（試算結果概要）」で，予防により「高齢者の健康度が向上すれば，間接的なインパクトとして，労働力と消費の拡大が見込まれ」，「最大 840 万人，1.8 兆円／年（2025 年）拡大」との推計です（図 1 - 2：第 2 節 41 頁）．しかし，第 2 節で指摘したように，この試算の前提・仮定は，「65-74 歳の高齢者が現役世代並みに働け，75 歳以上の高齢者が 65-74 歳並みに働けると仮定した場合」です．(2) これは今後わずか 7 年間で 65-74 歳の労働力率を現在の 37.5％から 77.6％へと 2.0 倍化，75 歳以上のそれを現在の 9.0％から 37.5％へとなんと 4.2 倍化できるとの超・浮世離れしたものです．

以上から，医療の費用対効果評価に労働損失や労働生産性の上昇を含めることの危うさは明らかと思います．

3　厚生労働省ガイドラインは合理的

この点で注目に値するのは，厚生労働省が 2019 年 1 月 23 日の中医協に示した「費用対効果評価の分析ガイドライン　第 2 版」です．それの総論は，「評価対象技術の導入が生産性に直接の影響を与える場合には，より広範な費用を考慮する立場からの分析を行い，生産性損失を費用に含めてもよい」と一見すると，上述した製薬企業寄りの「立場」に見えます（3 頁）．

しかし，「公的介護費用・生産性損失の取り扱い」（各論）では，「公的介護費用や当該疾患によって仕事ができない結果生じる生産性損失は，基本分析においては含めない」とし，しかも「追加的な分析」に含める生産性損失の減少は，原則として「医療技術に直接起因するもの（治療にともなう入院期間の短縮等）」に限定し，「アウトカムの改善（病態の改善や生存期間の延長

等）を通じて間接的に生じるもの」は除外しています.

　実は2013年3月29日に発表された「医療経済評価研究における分析手法に関するガイドライン」（第1版）では，「生産性損失は，分析の立場によっては費用に含めてもよい」とされていました. 第2版で，労働損失の扱いが，先に述べた医療の経済評価の最近の国際的「傾向」に沿ったものになったことは合理的であり，これにより新薬の経済評価に労働損失を含めた場合に生じうる新薬の極端な高薬価は予防されたと言えます.

【注】費用対効果評価に「公的介護費用」を加えるのは合理的

　日米欧の製薬4団体は，「費用対効果評価の制度化に対する意見」（2018年12月19日）の「総合的評価」で，以下のように主張しています.「総合的評価において考慮する要素としては，治療方法が十分に存在しない希少な疾患や小児に用いられる品目，重篤な疾患に対する治療に加え，試行的導入において考慮要素とされた，公衆衛生的有用性，公的介護費や生産性損失を含め，医薬品毎の特性に応じた幅広い価値についても，考慮要素として頂きたい」. 日米欧の医療機器4団体も2月6日に「意見陳述資料」を提出して，「総合的評価」に「公的介護費」を含めるよう要望していますが，「生産性損失」には触れていません.

　私は，本文で述べたように「生産性損失」を含めることには反対ですが，「公的介護費」を含めるのは合理的だと判断しています. その根拠は，在宅ケアの費用対効果評価では，費用に家族等によるインフォーマルケアの費用を含めることが現在では国際的常識となっており，「公的介護費用」はそれの代替になるからです. その方法については，別に詳しく述べました[9].

　なお，喫煙や認知症等の社会的費用の推計では，医療費等の直接費用だけでなく，労働損失等の間接費用も加えられることが多いと思います[10]. この点は医療の費用対効果評価の最近の「傾向」と異なりますが，この違いは医療の経済評価が経験的・実用的学問であり，確固とした（単一の）理論的根拠・原理に裏付けられているわけではないことの現れとも言えます.

文献

(1)　二木立「経済産業省主導の『全世代型社会保障改革』の予防医療への焦点化——その背景・狙いと危険性」『文化連情報』2019年1月号（490号）：22-31頁.【本章第2節】

(2)　二木立「予防医療の推進で『ヘルスケア産業』の育成・成長産業化は可能か？」『文化連情報』2019年2月号（491号）：16-21頁.【本章第3節】

(3)　前田信雄『保健の経済学』東京大学出版会，1979，90頁.

(4)　Drummond MF: *Principles of Economic Appraisal in Health Care*. Oxford University Press, 1980, pp.27-31.

(5)　Drummond MF, et al: *Methods for the Economic Evaluation of Health Care Programmes*. Oxford University Press, 1987, pp.78-79.（久繁哲徳・西村周三監訳『臨床経済学』篠原出版，1990，88-91頁）．

(6)　Drummond MF 他著，久繁哲徳・岡敏弘監訳『保健医療の経済的評価［原著第2版］』じほう，2003（原著1997），129-134頁．

(7)　Drummond MF 他著，久繁哲徳・橋本英樹監訳『保健医療の経済評価［第4版］』篠原出版新社，2017（原著2015），123-124頁．

(8)　二木立『日本の医療費』医学書院，1995，212-215頁．

(9)　二木立「（インタビュー）薬価制度改革案と費用対効果評価導入をどう読むか」『国際薬品情報』2018年1月29日号（1098号）：26-29頁［二木立『地域包括ケアと医療・ソーシャルワーク』勁草書房，2019，103-104頁］．

(10)　荒井一博『喫煙と禁煙の健康経済学』中公新書ラクレ，2012，116-119頁.

第5節　予防・健康づくりで個人に対する金銭的インセンティブや「ナッジ」はどこまで有効か？

（2019年4月）

はじめに

第2節で，安倍内閣の経済産業省主導の「全世代型社会保障改革」の予防医療への焦点化を検討した際，私は「予防医療を重視し，健康寿命延伸を目指すことには，国民への強制を伴わない限り，賛成」と書きました．

実は現時点では，経済産業省も厚生労働省も公式文書では「国民への強制」や個人へのペナルティには触れていません（経産省には個人的にそれを主張している方はいます）．それに代えて両省の文書は，行動変容を促進するための個人へのインセンティブや「ナッジ」の活用を強調しています．

2018年10月22日に開かれた厚生労働省の第1回2040年を展望した社会

保障・働き方改革本部の資料 3 の「健康寿命延伸プランの方向性」の項では，保険者だけでなく，個人に対する「インセンティブの強化，ナッジの活用」が強調されました．例えば，「個人の予防・健康づくりに関する行動変容につなげる取組の強化（ナッジ，ヘルスケアポイント，ウェアラブル機器等）」です．同年 10 月 15 日の第 2 回経済産業省・産業構造審議会 2050 経済社会構造部会には，そのものズバリ「健康寿命の延伸に向けた予防・健康インセンティブの強化について」（資料 3）が提出され，その内容は，2019 年 3 月 12 日の第 4 回 2050 経済社会構造部会の「疾病・介護予防に関する政策提案」にも盛り込まれました．

　ただし，両省の文書でインセンティブやナッジが個人の健康行動に与える影響についてのエビデンスは示されていません．そこで医療経済学と行動経済学のこの点についての最近の知見を調べたので，紹介します．併せて，行動経済学に対する私の複眼的評価を述べます．

1　金銭的インセンティブの効果はない

　「インセンティブ」は極めて多義的ですが，今回は金銭的インセンティブが個人の健康行動に与える影響に限定します．

　この問題に詳しい橋本英樹東京大学大学院教授によると，外的報酬（金銭給付等）を用いたインセンティブはそれが停止された後は行動変容効果が失われるという事実は，すでに 1980 年代の経済心理学（行動経済学）の実験的研究で明らかにされていたそうです．1999 年発表のメタアナリシス（対象は128 研究）は，結論の最後で「主として外的報酬の利用に焦点化する戦略は，内的動機を促進するよりも抑制するという重大なリスクをもたらす」と述べています（Deci ED, et al: A meta-analytic review of experiments examining the effects of extrinsic rewards on intrinsic motivation. *Psychological Bulletin* 125（6）:627-668, 1999）．

　この文献は「動機付け」全般を検討しましたが，2016 年出版の『行動経

済学と公衆衛生』第8章「健康行動へのインセンティブ付与」は，個人に対する金銭的インセンティブによる健康な生活への行動変容が可能か否かについての実証研究の結果を分野別（肥満，禁煙，服薬遵守，薬物依存，身体運動促進）に検討しています．そして，諸研究の結果は，どの分野でも，金銭的インセンティブは，それが与えられている期間はある程度有効だが，インセンティブがなくなれば効果はすぐに消失する（持続しない）という点で，共通していると，まとめています（Roberto CA, Kawachi I (eds) *Behavioral Economics & Public Health*. Oxford University Press, 2016, pp.231. 未邦訳）.

　私が文献検索した限りでは2017年以降発表された実証研究でもこの結論は維持されています．

2　ナッジは多様で効果は未知数

　次にナッジ（nudge. 原義は「やんわり押す」）は，ノーベル経済学賞受賞の行動経済学者セイラー・シカゴ大学教授の提唱により普及した概念で，本来は，「行動経済学的な手段を用いて，選択の自由を確保しながら，金銭的なインセンティブを用いないで，行動変容を引きおこすこと」と定義され，「命令ではない」とされています（大竹文雄・他編『医療現場の行動経済学』東洋経済新報社，2018，39頁）.

　ナッジは何よりも選択の自由を重視するアメリカやイギリスでは非常に人気があり，イギリスのキャメロン前保守党政権は，セイラー教授の協力を得て，ナッジを用いたさまざまな実験的社会政策を導入しました．ただし，教授自身は，その効果は限定的であることを強調し，「多くの改善は一見するとごく小さいものである」と抑制的に述べています（『行動経済学の逆襲』早川書房，2016，469頁）.

　ナッジ概念は非常に魅力的ですが，極めて多義的であり，私はこの本を読んだ時，何でもかんでもみんなナッジに含むことが気になりました．セイラー教授に限らず，最近は，少額の金銭的インセンティブを用いるものもナッ

ジに含んでいるようです.

　私も，社会・環境を変えるためにナッジを用いると，それなりの効果を上げられると期待しています. しかし，個人を対象にしたナッジにより健康行動が改善したとのエビデンスはまだほとんどないと思います. 上述したように，広義のナッジに含まれる金銭的インセンティブの効果は証明されていません.

3　「ナッジを超えて」

　アメリカでも，最近はナッジの限界を強調する医療側の主張も見られます. 一番示唆的なのはユーベル氏の評論「ナッジを超えて」です（Ubel PA, et al: Beyond nudges. *NEJM* 380（4）:309-311, 2019）.

　氏は，ナッジは，健康に関する問題行動に，個人の選択の自由に干渉しないで取り組む新しい方法として人気があるが，危険な健康行動や医療行為に対してはしばしば「ナッジ」以上のことをすることが求められるとし，それらを以下の3つに分類しています. ①一部の健康に関する行動は当事者だけでなく，他の人々にも危害を与える（間接喫煙等）. ②医療選択の一部は患者だけが選択するのではない（医師が不必要な検査や治療を指示等）. ③経済的利害はしばしば患者や社会に危害を与える医療選択をもたらす（製薬会社の過度のマーケティング等）.

　ただし，氏はナッジがうまくいかない時，すぐに強制的な規制を行うべきと主張しているのではありません. 氏は，介入は「連続体」であり，情報提供から，「あめとむち」，さらには選択の廃止に至る「介入の階梯」があり，ナッジにも「様々な組み合わせ」があるし，行動の危険性も連続体であることを強調しています. このことを踏まえて，氏は健康・医療の政策担当者は，重大な有害行動に対しては，時にナッジ以上のもっと強い介入を検討すべきであると主張しています. 本論文はナッジ流行への「解毒剤」として有用と思います.

4　行動経済学の複眼的評価

　最後に，行動経済学に対する私の評価を簡単に述べます．私は，行動経済学は「利己的で合理的な個人」という新古典派経済学の伝統的人間観を否定した点では大きな歴史的な意義があると思っています．セイラー教授の『行動経済学の逆襲』（早川書房，2016）には，教授が新古典派経済学者の攻撃・批判と闘いながら行動経済学を確立した過程が率直かつ痛快に書かれています．

　他面，行動経済学は，伝統的な新古典派経済学と同じく，人間を個人レベルでのみ捉えており（「方法論的個人主義」），人間を歴史的・社会的存在として捉える視点あるいはSDH（健康の社会的決定要因）の視点が欠けています．そのため行動経済学で得られた人間行動の知見を医療や医療政策にストレートに適用すべきではないと思っています．

　上述した『行動経済学と公衆衛生』第1章の結論（「行動経済学の強みと弱み」19-22頁）も，個人の健康行動には個人の特性よりも環境の特性の方が大きな影響を与えることを強調し，行動経済学は伝統的な公衆衛生原則（健康教育，課税，および直接規制）の代替ではなく補足であると述べており，私も同感です．

第2章　日本の病院の未来と地域医療構想

　第1節では，私の今までの病院のグループ化（病院チェーン化と複合体化）の実証研究を踏まえて，日本の病院のグループ化の流れを回顧し，長期的視点から日本の病院の将来の姿を検討します．まず，病院のグループ化が1970年代以降どのように進んできたかを跡づけます．次に，病院のグループ化に影響を及ぼした5つの政策の転機について述べます．その上で，2006年の第5次医療法改正で医療法人の非営利性が強化されたこと，および国会決議と最高裁判所判決で混合診療の全面解禁論が否定されたことの意義を指摘します．さらに，今後の病院の在り方の変化を検討する前提として，地域医療構想による病院病床の大幅削減は生じないことと，「『病院完結型』から『地域完結型』の医療への転換」の正確な意味について注意を喚起し，2019年の「全世代型社会保障検討会議中間報告」で，政府関連文書で初めて「地域密着型の中小病院」との表現が用いられた意義を指摘します．最後に，「医療は永遠の安定成長産業」であり，今後も地域密着型病院の未来は，地域医療構想と地域包括ケアに積極的に参加すれば，決して暗くないと述べます．

　第2節では，2015年以降，病院関係者に大きな不安を与えてきた地域医療構想では20万床の病院削減が目指されているとの報道が誤報であり，現実には5万床削減が目指されていることを述べます．併せて，やや意外なことに厚労省は病床の削減目標を明示していないし，病床削減による医療費抑制効果にも触れていないことを指摘します．逆に，既存の（高度）急性期病院の統合・病床削減では，医療機能向上により医療費が増加する可能性が大きいことを示します．

第1節　日本の病院の未来

（2020年4・9月）

はじめに——私の複合体研究

　私は，1998年に『保健・医療・福祉複合体』を出版しました[1]．拙著では，保健・医療・福祉複合体（以下，複合体）を「母体法人が単独，または関連・系列法人とともに，医療施設（病院・診療所）となんらかの保健・福祉施設の両方を開設しているもの」と定義し，多くの方の協力を得て全国調査を実施し，それの全体像を明らかにしました．この著書では，これ以外に，「関連・系列法人」と「グループ」，入院・入所「3点セット」開設複合体，病院チェーンの用語も定義しました．拙著を読んで，新たに自院の複合体化を始めた，あるいはすでに進めていた複合体化を加速するようになった医師・病院経営者が少なくないと聞いています．

　本節では，この拙著を中心とした私の今までの研究も踏まえて，日本の病院のグループ化（病院チェーン化と複合体化）のこれまでの流れを回顧するとともに，長期的視点から日本の病院の将来の姿を検討します．なお，「私の病院チェーンと複合体研究の回顧」，および「2010年以降の病院チェーン・複合体の文献レビュー」は別に詳しく行っているので，お読みください[2,3]．

1　日本の病院のグループ化の流れ

　まず，日本の病院のグループ化がどのように進んできたかについて述べます．病院チェーンは1960年代からあったのですが，本格的に増え始めたの

は 1970 ～ 1980 年代です．この頃は「病院のグループ化＝病院チェーン化」
であり，しかも主に新病院の開設によって拡大しました．そして 1990 ～
2000 年代に，病院チェーン化と重なる形で複合体化が生じました．このと
きの中心は，老人保健施設（以下，老健），特別養護老人ホーム（以下，特養）
などの入所施設，いわば箱物を開設した複合体でした．そこで私は当時，複
合体の典型は，病院，老健，特養の「3 点セット」複合体と特徴づけました．

　1980 年代半ばまでは病院チェーンが増えましたが，1985 年のいわゆる
「医療法第一次改正」により病床規制が導入され，1990 年代は病院チェーン
のシェア拡大がストップしました．しかし，2000 年に入ると再加速してい
ます．$^{(4)}$　しかも，M&A による拡大が目立っています．また，1990 年代まで
は，全国展開する病院チェーンは徳洲会グループを除いてほとんどなく，せ
いぜい地域ブロック単位の拡大だったのですが，2000 年以降は地方の有力
病院チェーンが首都圏・関西圏などの大都市部に進出する動きが起こってい
ます．

　一方，複合体は，それまでの箱物複合体から，2000 年以降は多様化して
きました．さらに，複合体が地域づくりに本格的に参加する流れも生まれて
きました．

　ここで注意していただきたいのは，病院チェーンや複合体というと，「大
病院しかできない」とよく誤解されるのですが，実際には中小病院が力を発
揮していることです．大規模化や全国展開は起きているものの，数の上では
少なく，現在でも，中規模で地域的存在のグループが大半です．しかも規模
拡大は漸進的であり，米国のような寡占化も起きていません．$^{(4)}$　これらの最大
の推進要因あるいは抑制要因は，時々の政策の変化だと言えます．

2　病院のグループ化に影響した 5 つの政策の転機

　そこで次に，どのような政策が病院のグループ化に影響を及ぼしてきたの
かを時系列的に概観します．

「上に政策あれば下に対策あり」という言葉があります．病院は，制度・政策に対応して変化してきた，あるいは政策の変化を追い風にして進化してきたと言えます．ただ，忘れてはならないのは，病院が制度・政策に対応するだけではなく，地域の医療・介護・福祉ニーズに病院が自主的に対応した結果，それを厚生労働省（以下，厚労省）や旧・厚生省が制度化したという側面もあることです．

　最初の政策の転機は，1985年の第一次医療法改正による「病床過剰地域」における病床規制の導入です．これにより，少なくとも都市部では病院を新設できなくなりました．しかし1988年の施行まで3年のタイムラグがあったため駆け込み増床が起き，病院チェーン化が加速しました．

　2番目の政策の転機は，1980年代後半の老人保健法改正による老健の創設と，1990年代のゴールドプラン（高齢者保健福祉推進10カ年戦略）です．実は，厚生省は当初，老健を病院の病床転換で作ろうとしていました．しかし実際には，ほとんどの老健は新設で，しかも大病院ではなく中小病院や診療所が主に開設しました(5)．また，ゴールドプランに対応するため，医療法人が系列の社会福祉法人を作って特養を開設するようになりました．

　3番目の大きな政策の転機は，2000年の介護保険制度創設です．これによって医療と介護が一体的になりました．介護保険開始前は「介護保険で主役になるのは営利企業だ」と言われていました．それに対して私は，『保健・医療・福祉複合体』で「介護保険は『複合体』の追い風となる」（39ページ）として，次の3つの理由を挙げました．①慢性医療給付と介護給付との一体化と給付上限額の設定，②特別養護老人ホームの契約施設化と「競争原理の導入」，③福祉サービスの供給主体の多様化です．その後，第4の理由として，「要介護者の発掘・確保の点で，複合体は入所型福祉施設や独立型の在宅ケア施設に比べて，圧倒的に有利になる」ことを加えました(6)．この予測は妥当だったと判断しています．

　4番目の政策の転機は，2010年前後から本格化した「地域包括ケア（システム）」です．これに地域密着型の病院や複合体が積極的に参加するように

なりました．現在では，これを病院・自グループの生き残り戦略と捉えている病院グループは，特に地方では非常に多いと思います．

　最後の5番目の政策の転機は，2018年の診療報酬・介護報酬改定で，これは複合体化を奨励する改定でした．以前は，自病院と「特別な関係」にある介護施設に患者を移送しても，入退院時の連携を評価した診療報酬を算定できなかったのですが，それが可能になりました．それ以外の様々な規定でも，関連する介護施設を持つ方が有利になりました[7]．これは最後の駄目押しと言えます．

　介護保険の理念は，建前としては「独立した事業者の競争的連携」でしたが，実際の経営では，別の事業者とは「取り引き費用」がかかるので，厚労省も，複合体による垂直統合の方が有利であることを認めざるをえなくなったのだと思います．特に人口減少が続く地方では，独立型の病院や介護施設の撤退が進んでいるので，複合体がそれをカバーすることを推奨せざるをえなくなっていると言えます．ある程度の施設規模がないと経営も安定しないし，サービスの質も担保できないという面もあります．

3　「医療の非営利性」の確立がもたらしたもの

　私が，医療提供体制の改革で非常に大きな意味を持ったと考えているのは，2006年の第五次医療法改正に伴う医療法人制度改革です．この改正で，医療法人の非営利性が徹底され，新設の医療法人は持分が持てないことになりました．また社会医療法人が制度化され，民間病院でも社会医療法人になれば，自治体病院と同様な，公的役割が認められるようになりました．

　小泉純一郎内閣（2001-2006年）の当初の改革では，医療にも市場原理を導入しようとする「規制改革」派の影響力が強く，彼らは「医療法人は営利だ」との認識に基づいて，営利企業による病院経営の解禁を主張しました．それに日本医師会や厚労省が正面から対峙し，最終的に，上述した医療法改正に結実したのです．この改革によって医療の非営利性が担保されたため，

現在では，ごく一部の研究者を除けば，誰も「医療法人は営利」と主張しな
くなりました(8).

　それから 10 年以上経ちますが，医療法人のうち，持分ありは依然 7 割を
占めているし，「新設の医療法人でも，持分のある医療法人を認めてほしい」
という要望が生まれているとも聞いています．しかし，このような経緯を踏
まえると，持分のある医療法人が制度として復活する可能性はほとんどない
と言えます．

　日本医師会の歴代の会長も，医療の非営利性・公益性を強調し，医療は
故・宇沢弘文先生の提唱された「社会的共通資本」であると明言するように
なっています．例えば，横倉義武会長（当時）は『日本の医療のグランドデ
ザイン 2030』の序文で，「医学の社会的適応である医療は，社会的共通資本
であるべき」と明言しました(9).

　日本医師会と厚労省がそれまでの対立構造から，互いに日本の医療のため
にタッグを組むようになったのも，小泉内閣時代からです．実は，1990 年
代までは，日本の医療改革のシナリオは，政府による「世界一」厳しい医療
費抑制政策（もちろん，これは比喩的表現です）と，それに反対する流れの 2
つだったのです．当時は，「厚生省は大蔵省の保険係」などと揶揄されて，
私も同じ視点から厚生省を批判していました(10).　しかし，小泉内閣時代に「医
療への市場原理導入」という流れが出てきて，私はそれに反対している点で
は厚労省を支持するようになりました．この論争を通して守られた医療の非
営利性は，今後も維持・堅持すべきと思います．

4　混合診療全面解禁論も消滅

　医療への市場原理導入論の柱は，営利企業による病院経営の解禁と混合診
療の全面解禁の 2 つでしたが，最終的には，どちらも否定されました．混合
診療に関しては，2011 年に「混合診療禁止は適法」という最高裁の判決が
出されました．この裁判では，混合診療を拒否された患者が「混合診療禁止

は憲法違反である」と訴え，東京地裁がこれを認める判決を下したのですが，高裁で逆転敗訴となり，最高裁がそれを追認しました[11]．

　小泉内閣の時代には，医療提供者側の一部にも「混合診療を認めるべき」との主張がありましたが，最高裁判決により，それを主張する余地はなくなりました．それに先立ち，伝統的に社会保障拡充派の多い大阪府医師会の会長だった故・植松治雄日本医師会長が会長になった 2004 年に，当時の小泉首相が「混合診療解禁」の指示を出したために，政府と日本医師会が死闘を繰り広げましたが，日本医師会の努力により衆参両院で「混合診療反対」という全会一致の画期的国会決議が出され，さすがの小泉首相も混合診療の全面解禁・大幅拡充は断念しました[12]．その結果，混合診療の全面解禁は，政治的にも，司法的にも，不可能なことが確定しました．

地域医療構想による病床の大幅削減はない

　次に，今後の病院の在り方がどう変わっていくかを検討します．その前に，2つの前提を確認します．

　第 1 の前提は，ここ数年，病院経営者の心配の種になっている地域医療構想による病院病床の大幅削減が生じないことについて，もう白黒がついていることです．2015 年には「20 万床削減」と言われていたのが，今は「5万床削減」に落ち着いています[13]．厚労省は公式には病床削減の目標を出していませんが，5 万床の削減は，休眠病床を召し上げ，療養型病床＋医療療養病床で 25 対 1 の相当部分が介護医療院に移れば，達成できてしまいます．もちろん高齢者人口が減る地域で病床も減るのは仕方のないことですが，強制的な削減はなくなったということです．

　2019 年 9 月には，厚労省が今後再編統合を検討すべき公立・公的病院として 424 病院を示しましたが，2020 年前半に突発した新型コロナウイルス感染症の診療で公立病院が大きな役割を果たしたことが明らかになり，公立病院病床の大幅削減の大幅見直しは避けられません．

　吉田学医政局長は 2020 年 6 月 9 日の衆議院厚生労働委員会で，①厚労省

が2019年9月再編統合の検討を迫った全国424の公立・公的病院のうち，把握できているだけで72病院が新型コロナウイルス患者の入院を受け入れたこと，及び②新型コロナ対策として設置した医療機関の状況把握システムに登録している病院（6922病院）のうち，コロナ患者を受け入れた病院は922あり，そのうち637（69.1％）が公立・公的病院であることを明らかにしました．

　高市早苗総務相も6月25日の「全世代型社会保障検討会議」で，公立病院は新型コロナの感染症患者の受け入れで非常に大きな役割を果たしていると強調し，こうした役割を踏まえて地域医療構想の実現に向けた議論を進める必要があると主張しました（「キャリアブレインニュースマネジメント」6月25日）．

「地域完結型の医療」と「地域密着型の中小病院」

　第2の前提は，2013年8月の社会保障制度改革国民会議報告書で提唱された「『病院完結型』から『地域完結型』の医療への転換」の意味が誤解されていることです．これは病院が要らないのではなく，「地域完結型の医療」の中核はこれからも病院であり続けるし，病院は地域包括ケアや地域づくりでも積極的に役割を果たすということです．

　病院のグループ化には「チェーン化」と「複合体化」という2つの柱があり，今後，それが進展することは確実です．チェーン化に関しては，新病院の建設・開設は困難なのでM&Aが中心ですが，病院チェーンの大半は地域的存在であり続けます．チェーン化は一部の病院しか選択できませんが，複合体化は，地域密着型の中小病院には不可欠です．その場合，大きな老健や特養を作ることは一部の病院にしかできませんが，在宅医療や地域ケアへの取り組みは，特定の専門病院以外のすべての病院や診療所の一部も可能ですし，すべきと思います．先述したように，2018年の診療報酬改定はそれを奨励していますから，この動きは進むと思います．

　私は，地域密着型の中小病院の大半は今後も生き残ると思っています．た

だし，専門病院を除けば，孤立した病院としての存続は困難であり，地域医療構想と地域包括ケアに積極的に参加するしか選択肢はありません．

「**活力**（vitality）」には，「創造的活力」と「生き残る活力」の2種類があります[14]．この区別は，アメリカの大学教育の歴史研究により発見されました．創造的活力を持つのは組織でも人でもごく一部ですが，生き残る活力は，ほとんどの組織や人が持っています．病院も，つぶれずに生き残るという意味での活力は，ほとんどが持っていると思います．

2019年12月の「全世代型社会保障検討会議中間報告」は，政府の関連文書として史上初めて「地域密着型の中小病院」という言葉を使いました．厚労省は長らく，大病院や診療所に対する方針はあっても，中小病院は「診療所等」という扱いでした．それが21世紀に入り，少しずつ軌道修正してきて，ついに政府関連文書で「地域密着型の中小病院」という言葉が使われたことは大きな変化であり，病院経営者はもっと自信を持たれるとよいと思います．

病院の収益源は今後も公的医療・介護費

最後に，この2つの前提を踏まえた上で，今後の日本の病院を含む複合体の姿を簡単に展望します．

複合体については，全国展開する病院グループが開設するものも含めて，今あるものを全て地域密着型にする．そして，さまざまな規模・機能の複合体が，競争的に共存するしかないと思います．しかも主な収益源は公的医療・介護サービスのままです．私費の健康増進活動に参加する複合体もあるでしょうが，それはごく一部にとどまります．経済産業省は健康増進活動に企業が参入すると考えているようですが，それは幻想です．企業が単独で健康増進活動の事業所を運営するには相当の利益を出す必要がありますが，医療機関なら，利用者は将来の患者ですから利益がそれほど出なくてもいいわけです．それに，健康増進の事業所に医療・病院のバックがあるのは大きい．そのために，今後，私費での健康増進活動が増えるとしても，大都市部を除

けば，その主役は医療機関になると思います．この意味で，地域密着型の病院の未来は決して暗くないと言えます．

おわりに——病院経営者へのメッセージ

　医療は 1980 ～ 90 年代に「冬の時代」と言われていましたが，私は 1988 年から「医療は永遠の安定成長産業」と主張してきました[15]．そう考えた最大の根拠は「医療費の対ＧＤＰ比は，今後も急増はしないが漸増する」と，当時から厚生省が推計していたことです．政府が「これからも経済成長の伸び率を上回って伸びる」とお墨付きをくれている産業は，医療と介護だけです．

　混合診療の全面解禁も株式会社の参入も否定され，医療費の大半が公的な医療費，保険診療費であることも変わらないと思います．地域医療構想でも，病院・病床の大幅な減少はありません．全病床数における医療法人の病床数のシェアは，1990 年の 39.1％から 2015 年には 54.9％に増えています[4]．今後もこの流れが進むことは確実です．病院は自信を持って，それぞれの地域の医療ニーズに応じて変容しなければいけないと思います．

文献
(1)　二木立『保健・医療・福祉複合体——全国調査と将来予測』医学書院，1998.
(2)　二木立「私の病院チェーンと複合体研究の回顧」『病院』2019 年 4 月号（78 巻 4 号）：281-287 頁.
(3)　二木立「2010 年以降の病院チェーン・複合体の文献レビュー」『病院』2019 年 6 月号（78 巻 6 号）：430-435 頁.
(4)　二木立「1999 ～ 2011 年の医療法人病院チェーンの推移と構造」『病院』2019 年 9 月号（78 巻 9 号）：669-675 頁.
(5)　二木立『医療改革と病院——幻想の「抜本改革」から着実な部分改革へ』勁草書房，2004，159-161 頁（「老人保健施設創設による病床半減策の失敗」）.
(6)　二木立『介護保険と医療保険改革』勁草書房，2000，39-41 頁（「介護保険が『複合体』への追い風になる 4 つの理由」）.
(7)　二木立『地域包括ケアと医療・ソーシャルワーク』勁草書房，2019，91-93 頁（「2018 年度診療報酬・介護報酬同時改定は］『複合体』化の奨励」）.
(8)　二木立『TPP と医療の産業化』勁草書房，2012，91-100 頁（「日本の民間病

院の『営利性』と活力」).

(9)　二木立「日医総研『日本の医療のグランドデザイン 2030』を複眼的に読む」『文化連情報』2019 年 6 月号（495 号）：18-22 頁.【本書第 4 章補節】

(10)　二木立『「世界一」の医療費抑制政策を見直す時期』勁草書房，1994，1-81頁.

(11)　二木立『TPP と医療の産業化』勁草書房，2012，55-64 頁（「混合診療裁判の最高裁判決とその新聞報道等を改めて考える」).

(12)　二木立『地域包括ケアと医療・ソーシャルワーク』勁草書房，2019，187-198 頁（「故植松治雄元日本医師会長が主導した 2004 年の混合診療全面解禁阻止の歴史的意義」).

(13)　二木立「地域医療構想における病床削減目標報道の 4 年間の激変の原因を考える」『文化連情報』2020 年 1 月号（502 号）：16-22 頁.【本章第 2 節】

(14)　J・B・L・ヘファリン著，喜多村和之・他訳『大学教育のダイナミックス』多摩川大学出版部，1987，5 頁.

(15)　二木立『安倍政権の医療・社会保障改革』勁草書房，2014，199-202 頁（「私はなぜ『医療は永遠の安定成長産業』と考えているのか？」).

第 2 節　地域医療構想における病床削減目標報道の 4 年間の激変の原因を考える

（2020 年 1 月）

はじめに——病床削減目標報道の怪

　厚生労働省は 2019 年 9 月 26 日，再編・統合の検討が必要とする 424 公立・公的病院の実名公表に踏み切りました.【注1】それを報じた複数の新聞は，併せて厚労省は地域医療構想により，2025 年までに病床（一般病床と療養病床.以下同じ）を 5 万床減らす方針とも報じました.「読売新聞」9 月 28 日朝刊は，「厚労省の推計によると，25 年に必要な入院ベッド（病床）全体の数は，18 年より 5 万床ほど少ない」と報じました［以下，西暦年の記載のない月・日は，すべて 2019 年］.「中日新聞」は 10 月 21 日社説「病院の再編　人口減

の危機感共有を」で，「厚労省は今より約5万床減らし119万床にする方針だ」と書きました．ただし，両紙ともその出所・根拠は示しませんでした．

　しかし5万床削減は，2015年6月に「2025年の医療機能別必要病床数の推計結果（全国ベースの積上げ）」が発表された時，新聞各紙が一斉に報じた「病床，最大20万削減」の四分の一にすぎず，落差が大きすぎます．そこで，本節ではこの理由を探索的に検討します．最後に，厚労省医政局が9月27日に発表した「地域医療構想の実現に向けて」が，地域医療構想の目的を一方的に変更したことを指摘・批判します．

1　2015年の「20万削減」報道

　2015年6月15日，政府の社会保障制度改革推進本部「医療・介護情報の活用による改革の推進に関する専門調査会」は，「第1次報告——医療機能別病床数の推計及び地域医療構想の策定に当たって」をとりまとめ，それに上述した「2025年の医療機能別必要病床数の推計結果」が含まれていました（図2-1）．それによると，「現状」（2013年）の病床数は134.7万床（医療施設調査），「2025年の必要病床数（目指すべき姿）」は115〜119万床とされました．両者の差は15.7〜19.7万床であり，それを新聞各紙は「最大20万削減」とセンセーショナルに報じたのです．ここで「必要病床数」とは，2025年の推計入院患者数を病床機能別平均病床利用率で除するなどして算出した病床数です．

　なお，当時，私は病床の大幅削減は困難と判断する理由を示し，2025年の病床数は現状の135万床前後になると予測しました．併せて，今後，「後期高齢者が急増しても［一般］急性期の医療ニーズは減らない」ため，急性期病床の大幅削減は困難とも予測しました．【注2】(1)

2　2017年には「15万床削減」報道

2017年3月には全都道府県の地域医療構想がまとまり，全国の2025年の必要病床数は119.1万床に確定しました．これは2013年の病床数134.7万床より15.6万床少ない数値でした．これを受けて，「朝日新聞」4月2日朝刊は，「入院ベッド15万床削減」と大きく報じました．

3　「5万床削減」報道の根拠

それに対して，今回の「5万床削減」報道の根拠・出所は明示されていません．そこで友人の厚労省関係者にも問い合わせて調べたところ，それの出所は2019年5月23日の内閣府・経済財政一体改革推進委員会第32回社会保障ワーキング・グループに，厚労省が提出した資料「地域医療構想と全国保健医療情報ネットワークについて」の「病床機能ごとの病床数の推移」（7頁．図2-2）であると推定できました．この図は，同年6月7日の厚労省・第1回医療政策研修会第1回地域医療構想アドバイザー会議の資料1「地域医療構想」にも含まれました．しかし，同年〇月10日の中医協総会に提出された同名の図では，なぜか「2025年の病床〇〇〇〇」が削除されていました．

ともあれ，図2-2では2018年の病床数（病床機能報告）か〇〇万床とされています．それに対し，「2025年の病床の必要量」は上述したよ〇119.1万床であり，その差が5.5万床になるのです．「はじめに」で述べた「読売新聞」記事と「中日新聞」社説はこの図を根拠にして，2025年までに5万床削減と報じたのだと思います．

ただし，2015年時の「現状」の病床数は「医療施設調査」による許可病床数であり，それには非稼働病床も含まれていましたが，「病床機能報告」の病床数は稼働病床だけで，しかも未報告病床は含まれません（未報告率は

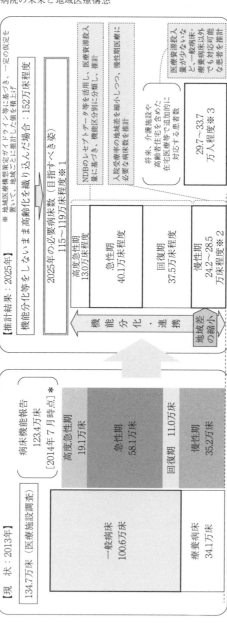

図 2 - 1　2025 年の医療機能別必要病床数の推計結果（全国ベースの積上げ）

【現　状：2013年】
134.7万床（医療施設調査）

[病床機能報告]
[2014年7月時点]* 123.4万床

一般病床 100.6万床
療養病床 34.1万床

高度急性期 19.1万床
急性期 58.1万床
回復期 11.0万床
慢性期 35.2万床

機能分化・連携

地域差の縮小

【推計結果：2025年】※地域医療構想策定ガイドライン等に基づき、一定の仮定を置いて、地域ごとに推計した値を積上げ

機能分化等をしないまま高齢化等を織り込んだ場合：152万床程度

2025年の必要病床数（目指すべき姿）※1
115～119万床程度

高度急性期 13.0万床程度
急性期 40.1万床程度
回復期 37.5万床程度
慢性期 24.2～28.5万床程度※2

NDBのレセプトデータ等を活用し、医療資源投入量に基づき、機能区分別に分類し、推計

入院受療率の地域差を縮小しつつ、慢性期医療に必要な病床数を推計

医療資源投入量が少ない一般病床と、療養病床でも対応可能な患者を推計

将来、介護施設や高齢者住宅を含めた在宅医療等で追加的に対応する患者数
29.7～33.7万人程度※3

※1　パターンA：115万床程度、パターンB：118万床程度、パターンC：119万床程度
※2　パターンA：24.2万床程度、パターンB：27.5万床程度、パターンC：28.5万床程度
※3　パターンA：33万人程度、パターンB：30.6万人程度、パターンC：29万人程度

＊　未報告・未集計病床数などがあり、現状の病床数（134.7万床）とは一致しない。
　　なお、今回の病床機能報告は、各医療機関が定性的な基準を参考に医療機能を
　　選択したものであり、今回の推計における機能区分の考え方によるものではない。

出所：「医療・介護情報の活用による改革の推進に関する専門調査会」第 1 次報告（21 頁）2015 年 6 月 15 日

図2-2　病床機能ごとの病床数の推移

○ 2025年見込の病床数※1は121.8万床となっており、2015年に比べ、3.3万床減少する見込みだが、地域医療構想における2025年の病床の必要量と比べ未だ2.7万床開きがある。（同期間に、高度急性期＋急性期は4.67床減少、慢性期は4.9万床減少の見込み）

○ 2025年見込の高度急性期及び急性期の病床数※1の合計は72万床であり、地域医療構想における2025年の病床の必要量と比べ18.3万床不足しており、「急性期」からの転換を進める必要がある。一方で回復期については18.8万床開きがある。

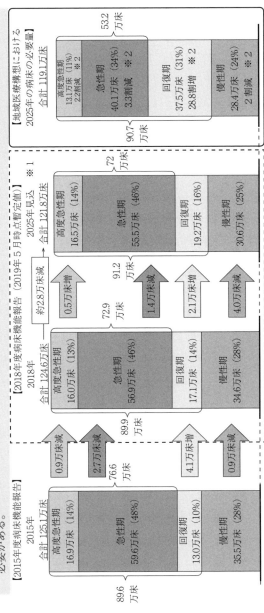

※1：2018年度病床機能報告において、「2025年7月1日時点における病床の機能の予定」として報告された病床数
※2：2015年の病床数との比較
※3：対象医療機関数及び報告率が異なることから、年度間比較を行う際は留意が必要

出所：内閣府・経済財政一体改革推進委員会第32回社会保障ワーキング・グループへの厚生労働省提出資料「地域医療構想と全国保健医療情報ネットワークについて」（2019年5月23日）

2018 年で 5.0%）．図 2 - 2 には「医療施設調査」の病床数はなぜか含まれておらず，議事要旨にも，それを除いた理由は書かれていませんでした．

　ちなみに，2015 年の「2025 年の医療機能別必要病床数の推計結果」にも，2014 年の病床機能報告による病床数 123.4 万床が記載されており，これは上述した「医療施設調査」の 134.7 万床より 11.3 万床も少なくなっていました．この 123.4 万床を基準にするなら，2025 年の必要病床数 119.1 万床との差は，わずか 4.3 万床に縮小します．ただし，当時，厚労省も日本医師会も，「医療施設調査」の病床数と，「病床機能報告」による病床数と，2025 年の「必要病床数」は定義が異なるので，比較はできないと繰り返し強調していました．

　このことを踏まえた上で，仮に今後 5 万床削減が目指されているとしたら，現在約 13.1 万床ある介護療養病床と医療療養病床（25 対 1）の大半が 2023 年度末までに「介護医療院」に移行し，制度上は病院病床でなくなることを考慮すると，5 万床の病床削減はごく自然に「超過達成」できることになります．

　なお，2019 年 10 月 28 日の経済財政諮問会議で民間議員は「地域医療構想の実現」のため，「官民合わせて過剰となる約 13 万床の病床削減」を提案しましたが，その算出根拠は示しておらず，単なる「願望表明」と言えます．

4　厚労省は病床削減目標を明示していない

　ここで注意すべきことが 2 つあります．1 つは，厚労省は 2015 年にも，2017 年にも，2019 年にも，2025 年の「必要病床数」を示すだけで，具体的な病床削減目標を示していないことです．これは，地域医療構想においては，各都道府県で関係者の「協議」を踏まえて，構想区域（第二次医療圏）ごとの必要病床数（総数，病床機能別病床数）を決定するとされている以上当然です．

　逆に言えば，上述した「20 万床削減」，「15 万床削減」，「5 万床削減」報

道は，地域医療構想の趣旨を踏まえていないフライング，厳しく言えば誤報と言えます．

　ただし，小塩誠氏（宮崎市郡医師会病院経営情報課兼建設推進課）の「全国の地域医療構想の質的評価に関する研究」によれば，全国47都道府県の地域医療構想で，「病床削減等の誤解払拭に関する記述」があるのは44.7％，それと入院医療需要の適切な記載の両方があるのは17.0％（8県）にとどまっていました⁽²⁾．このことは大半の都道府県の担当者は新聞報道と同様の誤解をしていることを示唆しています．

　私はこのことを知って，2000年代初頭に吹き荒れた「**一般病床半減説**」を思い出しました．当時，厚労省幹部は急性期病床の半減説（正確には「収斂」・「集約」説）を提起したのですが，一部の医療ジャーナリストや病院関係者は「急性期病床＝一般病床」と誤認し，厚労省が「一般病床」を半減させようとしていると主張したのです．今では信じがたいことですが，「2011年，病院は3000まで減少する？」との扇情的な特集を組む医療経営誌もありました（『Phase 3最新医療経営』2002年8月号）．しかしその後，一般病床には急性期以外の病床（亜急性期病床．現在の回復期病床）も含まれることが明らかになり，「一般病床半減説」は崩壊しました⁽³⁾．

5　病床削減で「入院医療費を3兆円抑制できる」？？

　もう1つ注意すべきことは，厚労省は病床削減による入院医療費削減「効果」にまったく言及していないことです．それに対して，官邸や経済財政諮問会議（民間議員）は，病床削減により入院医療費を大幅に削減できると期待しています．例えば，上述した10月28日の経済財政諮問会議で新浪剛史議員は「無駄なベッドの削減は増加する医療の抑制のために大変重要」と発言しています（「議事要旨」2頁）．

　冒頭紹介した「読売新聞」記事も，総病床の5万床削減に続いて，「『高度急性期・急性期』の病床数は，18年から25年までに20万床も減らす必要

がある」と書いた上で，政府の社会保障制度改革推進本部で専門調査会委員を務める土居丈朗慶應義塾大学教授が「推計通りに病床数を削減できれば，入院医療費を 3 兆円抑制できる」と試算していると報じています．記事にはその根拠は書かれていなかったので，土居氏に直接問い合わせ，氏のホームページに公開されているパワーポイント資料を教えて頂いたのですが，「地域医療構想を反映」等，抽象的に書かれているため，「追試」できませんでした(4)．

　そこで，①高度急性期・急性期病床の 1 日当たり平均入院医療費 5 万円（「平成 29 年度病院機能別制度別医療費等の状況」の「一般病床のみの病院」の 1 日当たり入院医療費），②それらが 20 万床削減されると仮定すると，削減額は 5 万円× 365 日× 20 万床＝ 3.65 兆円となります．

　ただし，その場合，20 万床の高度急性期・急性期病床はなくなるのではなく，大半が回復期病床（地域包括ケア病棟や回復期リハビリテーション病棟等）に移行します．それら病床の 1 日当たり入院医療費が約 3 ～ 3.5 万円であることを考えると，削減額は上記の半分以下になります．さらに，既存の高度急性期・急性期病院の統合により病床数が削減される場合には，医療機能の向上により，統合病院の 1 日当たり入院医療費は大幅に増加します．そのため，高度急性期・急性期病床全体の入院医療費は大きくは減らず，逆に増加する可能性も十分にあります．【補注】

　私は，今後，病床の正味の減少は主として，①非稼働病床の廃止と②介護療養病床（医療法上は病院病床だが「介護保険施設」でもあり，費用は介護保険で賄われている）の介護医療院への転換によって生じると判断していますが，これによって入院医療費はまったく削減されません．私は，厚労省はこのようなメカニズム・実態を熟知しているため，病床削減による入院医療費の削減については沈黙を守っているのだと思います．

おわりに──医政局は地域医療構想の目的を変更

　以上，2015 ～ 2019 年の地域医療構想における病床削減目標報道の激変の原因を探ってきました．

　最後に，厚労省医政局は，冒頭に述べた 424 病院再編リスト公表後の自治体・病院関係者の激しい反発を受けて，2019 年 9 月 27 日に公表した「地域医療構想の実現に向けて」で，地域医療構想の目的を一方的に変更したことを指摘・批判します．

　それは，この文書は，冒頭，「地域医療構想の目的は，2025 年に向けて，**地域ごとに効率的で不足のない医療提供体制を構築する**ことです」と述べ，従来の文書では必ず「効率的」とワンセットで書かれていた「質の良い（高い）医療」または「効果的医療」という表現を削除していることです．

　厳しく言えば，これは医療介護総合確保推進法（2014 年）の第 3 条「厚生労働大臣は，地域において**効率的かつ質の高い医療提供体制を構築する**とともに地域包括ケアシステムを構築することを通じ，地域における医療及び介護を総合的に確保するための基本的な方針を定めなければならない」から逸脱しています．

　歴史的に言えば，厚労省が医療政策文書で「効率的医療」を最初に提起したのは，1987 年の「国民医療総合対策本部中間報告」ですが，その時にも「良質で効率的な国民医療」，「『質の良い』医療サービスを『効率的』に供給していくためのシステムづくり」と書いていました．それ以降 30 年以上，厚労省文書と政府文書では，この複眼的表現が踏襲されていました．

　例えば，21 世紀に入ってもっとも厳しい医療費抑制政策を断行した小泉純一郎内閣でさえ，2003 年の閣議決定「医療保険制度体系及び診療報酬体系に関する基本方針について」で，以下のように述べました．「診療報酬体系については，少子高齢化の進展や疾病構造の変化，医療技術の進歩等を踏まえ，**社会保障として必要かつ十分な医療**を確保しつつ，患者の視点から**質**

91

が高く最適の医療が効率的に提供されるよう，必要な見直しを進める」.

それに対して，医療関係者には，現在でも「医療効率化＝医療費抑制」と理解している方が少なくないので，「地域医療構想の目的＝医療費抑制」との誤解が生じ，それが各都道府県・構想区域で地域医療構想を具体化する際の妨げになりかねません．それだけに，今回医政局が地域医療構想の目的から，（不用意に？）「質の良い」・「効果的」医療といういわば「省是」とも言える表現を削除したことは重大であり，速やかに訂正すべきと思います．「過ちては則ち改むるに憚ること勿れ」（『論語』巻第一学而第一・八）.

【注1】公立・公的病院の実名公表は官邸や経済財政諮問会議の圧力？

　私は，今後人口が減少し，入院ニーズが減少する地域では，病院の再編・統合が必要になることは理解しています．しかし，全国一律の機械的基準を用い，しかも2年前（2017年）の古いデータを用いて，再編・統合の検討が必要とする病院を選別し，実名を公表する今回のやり方は，都道府県・構想区域（第二次医療圏）での関係者の「協議」を踏まえて地域医療構想を作成するという手順・精神に反し，あまりに乱暴です．そのために，厚労省は発表直後から，謝罪・釈明に追われています．

　本書第1章第1節「『千三つ官庁』対『現業官庁』」で指摘したように，小泉内閣時代と比べると，最近の厚労省の医療施策は，相当エビデンスに基づいており，しかも関係団体との可能な限りの合意形成を踏まえて行われるようになっています[5]．しかし今回のやり方はそれと真逆です．

　そのために私は，今回の公表の背景には，病床削減が当初の思惑通りに進まないことにいらだちを強めた官邸や経済財政諮問会議からの強い圧力があった可能性が強いと判断しています．ただし，現時点ではそれの「物証」はありません．

　今回の公表のもう一つの背景としては，相当数の都道府県の担当者が，自都道府県で病床数の削減の議論が進まないことに危機感を持ち，厚労省にいわば「ショック療法」として，病院の実名を公表するよう迫り（「病院名公表のようなプレッシャーがないと地元での議論が進まない」等），厚労省医政局がそれに（積極的に？）応えたことも考えられます．このことは，本節の「草稿」を読んで頂いた，厚労省と各都道府県の内情に詳しい複数の方からお聞きしました．

【注2】2015年に病床の大幅削減が困難と判断した理由

　私が，2015年に病床の大幅削減が困難と判断した理由は以下の通りです．少し長いですが，重要な論点なので，全文を引用します（1:55頁）.
〈高度急性期・急性期病床の大幅削減が困難な理由は以下の3つです．

①医療資源の集中投入なしに平均在院日数短縮と病床削減を行うと，医療者の疲弊・医療荒廃が生じるからです．

②現在は急性期病床の「境界点」とされている「医療資源投入量：C2：（1日当たりの出来高点数600点）」を下回る急性期病院の多くが，診療密度を高めて，境界点を上回るための経営努力を強めるからです．

③最近，厚生労働省の武田俊彦大臣官房審議官が強調しているように，「高齢者の受け入れについては，主に二次救急医療機関が多くを担っているので，二次救急の対応能力の底上げが必要」（『社会保険旬報』6月1日号：13頁）ですが，急性期病床の大幅削減はそれに逆行するからです．〉

慢性期病床の大幅削減のためには，「第1次報告」が強調しているように，「医療・介護のネットワークの構築」が不可欠ですが，今後の（低所得）単身者の急増や家族の介護能力の低下，地域社会の「互助」機能の低下を考えると，今後10年間で30万人もの患者を「在宅医療等」に移行させるのはほとんど不可能です．しかも，重度患者の在宅ケアの費用は，施設ケアに比べて相当高額です．〉

私はこの時点では，高度急性期病床と急性期病床を一括して論じていましたが，その後，両者を区別する必要があると気づき，次著『地域包括ケアと福祉改革』では，「高度急性期病床の集約化・削減」は必要と判断を変えました[6]．その理由は，病床機能報告で，多くの大学病院が全病床を「高度急性期」と自己申告しているのは実態に合わないからです．

なお，2025年の病床数は現状の135万床前後（2013年医療施設調査）になるとの私の予測は決して「現状追認」ではなく，実質17万床の削減を意味します．その理由は，図2−1に示されているように，今後，「機能分化をしないまま高齢化を織り込んだ」場合，2025年の必要病床数は152万床となり，現在の135万床より17万床多くなるからです．そして，私は17万床の実質削減は十分に可能だと判断し，その4つの理由をあげています[7]．

【補注】病院の統合・病床削減で医療費が増加する事例

既存の高度急性期・急性期病院の統合により病床数が削減される場合に，医療費が増加する好例が山形県酒田市の県立病院と市立病院の統合です．以下，2019年2月22日の第19回地域医療構想に関するワーキンググループ資料1-4に基づいて説明します（https://www.mhlw.go.jp/content/10800000/000482855.pdf）．

2008年に県立日本海病院と市立酒田病院は再編統合され，旧県立病院は急性期に特化し（日本海総合病院），旧市立病院は回復期・慢性期を中心に担うよう機能分化しました．両病院を合わせた病床数は2005年の928床から2011年には760床に，168床（18.1％）減少しました．日本海総合病院の財務指標を統合前（2007年）と統合後（2017年）で比較すると1日当たり入院単価は3万9373円から6万8113円に，外来単価は8957円から1万5276円に増えました．1日当たりの外来収入も増加し，その結果，経常収益は100億円から201億円に倍加し，病院機

能を分化・集約化することで病院経営改善に成功しました.

　この事例は，統合の本来の目的は，医師・医療従事医者の集約による医療の質の向上であり，入院医療費削減ではないことを良く表しています.

文　献

(1)　二木立『地域包括ケアと地域医療連携』勁草書房，2015，55-56，14 頁.

(2)　小塩誠「全国の地域医療構想の質的評価に関する研究」『機関誌 JAHMC』（日本医業経営コンサルタント協会）2019 年 11 月号：15-19 頁.

(3)　二木立『医療改革と病院』勁草書房，2004，148-176 頁（「一般病床半減説の崩壊」）.

(4)　土居丈朗「基礎的財政収支黒字化目標はいつ達成するか　『中長期試算』を解剖する」2019（http://web.econ.keio.ac.jp/staff/tdoi/ の 42 頁）.

(5)　二木立「『千三つ官庁』対『現業官庁』─経産省と厚労省の医療・社会保障改革スタンスの 3 つの違い」『日本医師会医療政策会議報告書』第 2 章，2020年 4 月（ウェブ上に公開）【本書第 1 章第 1 節】

(6)　二木立『地域包括ケアと福祉改革』勁草書房，2017，51 頁.

(7)　二木立『地域包括ケアと医療・ソーシャルワーク』勁草書房，2019，19-20頁.

【コラム】『地域医療構想のデータをどう活用するか』書評

（松田晋哉著／医学書院／2020年6月／本体価格3500円）

　本書は，医師・医療関係者が，日本の医療改革の柱になっている「地域医療構想」について正確に理解し，公開されているデータと自院のデータを実際に用いて，自院独自の施設計画・経営計画を立てるための必読書です．

　全体は以下の6章構成です．第Ⅰ章「地域医療構想の考え方」，第Ⅱ章「厚生労働省の諸施策と地域医療構想」，第Ⅲ章「地域医療構想におけるデータ分析の考え方」，第Ⅳ章「地域医療構想を踏まえた施設計画の考え方」，第Ⅴ章「機能選択および病床転換の事例」，第Ⅵ章「日本医療の近未来図」．

　本書の魅力は3つあります．第1は，地域医療構想の中身を，歴史的経過を踏まえて正確に理解できることです（主として第Ⅰ・Ⅱ章）．地域医療構想や「必要病床数」については，今でも様々な誤解や混乱がありますが，松田氏は，各「医療区域」ごとの「必要病床数」を推計する計算式を開発した方であり，その記述は正確です．

　第2の魅力は「データ分析」（量的分析）だけでなく，第Ⅴ章で，困難な条件の中で機能選択または病床転換を断行した8事例について，現地調査を踏まえた「質的分析」も行っていることです．両者を統合した「混合研究法」により，地域医療構想を立体的に把握できます．私は，8事例のうち，6事例が広義の「保健・医療・福祉複合体」であることに注目しました．

　第3の魅力は，第Ⅲ・Ⅳ章を丁寧に読めば，自院の施設・経営計画を作成できることです．ここはやや歯ごたえがありますが，読者の多くは「理系人間」と思われるので，じっくり読み込み，併せて厚生労働省の最新文書も読めば，得るものは大きいと保証します．

　私が一番感銘を受けたのは，松田氏の研究者としての誠実な姿勢です．特に「あとがき」（131頁）に書かれている次の記述には大いに共感しました．

「地域によってはニーズの縮小が急速に進んでしまい，まさに撤退戦をいか
に戦うかというような状況になっているところもある．そうした地域で頑張
っている医療・介護の方々に，その場しのぎのような楽観的助言をすること
はできない．（中略）研究者として，その場しのぎの軽々なことは言えない
のである．事実を正しく伝えることが研究者の良心であると考える」．

　もう一つ共感したのは，「あとがき」の最後の「新型コロナウイルス感染
症と地域医療計画との関係」についての記述，特に「今回の新型コロナウイ
ルス感染症の流行を契機として，地域医療計画，地域医療構想の本来の意義
について，安全保障の点からも議論が深まることを期待したい」です（132
頁）．この点は，できるだけ早く『病院』誌等で論じ，それを本書の「増補
改訂版」に加えていただきたいと思いました．

第3章　地域包括ケアと地域共生社会

　本章では，最近，厚生労働省の枠を超え，安倍晋三内閣全体の施策の柱にもなっている地域包括ケアと地域共生社会について複眼的に検討します．

　第1節では，地域包括ケアの「実態は全国一律の『システム』ではなく『ネットワーク』であり，それの具体的在り方は地域により大きく異なる」との私の指摘が厚生労働省・関係団体の共通理解となったことを踏まえ，次の3点について述べます：①地域包括ケアには全国共通・一律の中心はない，②地域包括ケアでは多職種連携が不可欠，③地域包括ケアには2015-2016年以降，「地域づくり」が含まれるようになっている．②ではチーム医療と多職種連携との違い，多職種連携と他職種連携との違いについても指摘します．

　第2節では，「地域包括ケア研究会」の最新の2018年度報告書を，今までの報告書と比べながら，複眼的に検討します．私は，「報告書」が高齢者の「尊厳の保持」を再強調していることや「地域包括ケアに関わる専門職の育成」を提起していることは高く評価しますが，小規模多機能型居宅介護の美化と「地域デザイン」が多義的であることには，率直な疑問を述べます．

　第3・4節では，厚生労働省の「地域共生社会推進検討会」の「中間とりまとめ」（2019年7月）と「最終とりまとめ」（同12月）」を，それぞれ複眼的に検討します．第3節では，地域共生社会は崇高な理念と社会福祉・地域福祉の個別施策との「二重構造」になっていることを指摘します．第4節では，「最終とりまとめ」では，（私の指摘もあり）この「二重構造」はかなり解消され，「新たな事業」等には積極的なものも含まれるが，地域共生社会を担う重要な職種であるソーシャルワーカーについての記述が全くないことに疑問を呈します．第4節補注では，2020年の改正社会福祉法の参議院付帯決議に「社会福祉士や精神保健福祉士の活用」が明記された意義を指摘します．

　補節では，内容的に地域共生社会と密接に関わる「障害や病気などと向き合い，全ての人が活躍できる社会」をテーマにした『平成30年版厚生労働白書』を複眼的に検討します．

第 1 節　地域包括ケアがネットワークであることに関わって 留意すべき 3 つのこと——多職種連携を中心に

（2020 年 4 月）

はじめに

　私は 7 年前の 2013 年 1 月に「地域包括ケアシステム」について初めて論じた時から，その「実態は全国一律の『システム』ではなく『ネットワーク』であり，それの具体的在り方は地域により大きく異なる」ことを強調しました[1]．

　地域包括ケアの実態がネットワークであることは，その後，関係者・団体の共通理解となり，『平成 28 年版厚生労働白書』は，そのものズバリ「地域包括ケアシステムとは『地域で暮らすための支援の包括化，地域連携，ネットワークづくり』に他ならない」（201 頁）と記述しました．

　本節では，地域包括ケアがネットワークであることに関わって留意すべきと私が考えている次の 3 点について，②を中心に述べます：①地域包括ケアには全国共通・一律の中心はない，②地域包括ケアでは多職種連携が不可欠，③地域包括ケアには 2015-2016 年以降，「地域づくり」が含まれるようになっている．これらは，2019 年に私が全国で行った『地域包括ケアと医療・ソーシャルワーク』（勁草書房）をベースにした地域包括ケアについての講演を通して，強調する必要があると気づいたことです．

1　全国共通・一律の中心はない

　第 1 の留意点は，地域包括ケアがネットワークである以上，地域包括ケア

の全国共通・一律の中心はないことです.

　この点をもっとも明快に述べたのは原勝則厚生労働省老健局長（当時）で,
氏は 2013 年 2 月の「全国厚生労働関係部局長会議」で, こう説明しました.
「『地域包括ケアはこうすればよい』というものがあるわけではなく, 地域の
ことを最もよく知る市区町村が地域の自主性や主体性, 特性に基づき, 作り
上げていくことが必要である. 医療・介護・生活支援といったそれぞれの要
素が必要なことは, どの地域でも変わらないことだと思うが, **誰が中心を担
うのか, どのような連携体制を図るのか, これは地域によって違ってくる**」
（『週刊社会保障』2013 年 3 月 4 日号（2717 号）：22 頁.（2）. ゴチックは二木.
以下, 引用文のゴチックは全て二木）.

　私は, 地域包括ケア「システム」という呼称の最大の問題点は, 「システ
ム」（制度・体制）という用語が, 国が法律またはそれに基づく通知等により,
全国一律の基準を作成して, 都道府県・市町村, 医療機関等がそれに従うこ
とを連想させ, その結果, 自治体関係者や医療・福祉関係者に, 国がいずれ
は「地域包括ケアシステム」の青写真を示してくれるとの誤解・幻想・甘え
を与えたことだと思っています.[2][注1]

　それだけに原氏の指摘は貴重です. と同時に, 私の経験から, 地域包括ケ
アの先進地域・自治体には, 基礎自治体（首長・担当者）と地区医師会（会
長・担当者）が密接に連携しているところが多く, それが地域包括ケア発展
の「必要条件」の 1 つではないかとも感じています.

2 「多職種連携」が不可欠

　第 2 の留意点は, 地域包括ケアを推進する上では, 保健・医療・福祉の垣
根を越えて様々な職種が連携する「多職種連携」が不可欠であることです.

　このことは, 地域包括ケアに関する公私の文書で一様に強調されているだ
けでなく, 最近では地域包括ケアと密接な関係がある「地域共生社会」づく
りでも強調されるようになっています. 例えば, 2019 年 12 月に公表された

「地域共生社会推進検討会最終とりまとめ」は，「多職種（の）連携」や「多機関（の）連携」の必要性や重要性に7回も触れました[（3）].

　私が多職種連携で特に注意しなければならないと思っていることは，**各職種が「領地（主導権）争い」をしないことです**. そのために，「地域包括ケアの主役は○○（職種名）」的主張は禁句です. 私の経験では，看護師，社会福祉士には，「主役は看護師（社会福祉士）」と主張する方が少なくありません. しかしこのような独善的主張は，職種間に壁を持ち込み，様々な職種が参加・連携する妨げになります. ただし，日本看護協会や日本社会福祉士会がこのような主張をしているわけではありません. 私は日本看護協会が2015年に発表した『看護の将来ビジョン』の地域包括ケアについての記述はきわめて先駆的で見識があると思います[【注2】].

チーム医療と多職種連携との違い

　ここで，チーム医療と多職種連携との違いについて述べます.

　日本での「医療チーム」という用語の初出は意外に古く，1948年にGHQ提供・厚生省編集「保健所運営指針」で，医療社会事業（ソーシャルワーク）を「医療チームの一部門」として定義しました. ただし，この用語が医療界で広く用いられるようになったのはもっと後です. 藤井博之氏の医学中央雑誌Web版を用いた医学論文の文献検索によると，「チーム医療」を初めて用いた医学論文は1970年に初めて現れ，それ以降，2010年代まで一貫して増加しているのに対して，「多職種連携」を用いた論文は1990年代に初めて現れた後急増し，2001-2010年には「チーム医療」を用いた論文とほぼ匹敵するようになり，2010-2017年にはそれを上回るようになったそうです[（4）].

　法的にみると，チーム医療は1992年の医療法「第二次改正」で導入された次の「医療提供の理念規定」によって法定化されたと説明されています：「医療は，生命の尊重と個人の尊厳の保持を旨とし，**医師，歯科医師，薬剤師，看護婦［現・看護師］その他の医療の担い手と医療を受ける者との信頼関係に基づき，及び医療を受ける者の心身の状況に応じて行われる**」（第1

条の二の1項）．それに対して，多職種連携の法的規定はまだありません．

　実はチーム医療と多職種連携との関係，異同についての統一見解はなく，単純に両者を同一視するものから，チーム医療は古い概念で今後目指すべきは多職種連携だとの意見（「チーム医療から多職種連携へ」）まで様々です．

　私自身は次のように考えます．**チーム医療は医療機関の枠内での協業であ**り，そのため**医師の指示**（包括的指示または具体的・個別的指示）の下に行われ，そのリーダーは，法的にも慣例的にも医師である．それに対して，**多職種連携は「地域」が舞台となり，医療以外の領域では医師の指示ではなく，多職種の合意に基づく協業が行われ**，そのリーダーも医師とは限らない．

　もちろん，これは「理念型」であり，現実にはチーム医療でリーダーの役割を果たせていない医師も少なからず存在します．また，厳密に言えば，看護師の2大業務（診療の補助と療養上の世話）のうち，療養上の世話は看護師が主体的に行い，医師の指示を受ける行為はごく限定されています^{【注3】}．しかし，様々な職種が参加するチーム医療の時代に，医療の統一性を保つために，医療行為全体に医師の指示またはリーダーシップが必要だと私は考えています．

　地域包括ケアの理念・概念整理と政策形成の「進化」を主導してきた地域包括ケア研究会座長の田中滋氏（埼玉県立大学理事長）は，最近，以下のように明快に述べています．「**地域のリーダーは地域によって違います**．ＮＰＯかもしれないし，医療法人や社会福祉法人かもしれない．若いビジネスマンにも期待したいし，昔からある鉄道会社が企画力を持つ可能性も高い．リーダーシップをとる主体を限定する必要はありません．地域包括ケアシステムは中学校区，さらには小学校区の数だけデザインの方法が存在しえるので，**リーダーはそれぞれの地域で決め，育てればよい**」⁽⁵⁾．

　なお，私の知る限り，医療の枠内と枠外の活動（地域リハビリテーション）を区別して，医師の役割の違いを日本で最初（1983年）に指摘したのは上田敏氏（元東京大学医学部教授）で，名著『リハビリテーションを考える』で以下のように述べました：「少なくとも病院を場にして行われるリハビリテーション医療ではチームのリーダーは医師である．地域リハビリテーション

の場では状況により，あるいは保健婦がリーダーとなり，医師がコンサルタント的な役割をはたすこともありえよう[(6)]」.

　最近では，横倉義武日本医師会会長が，2017年10月に開かれた第50回日本薬剤師会学術集会の「日医・日歯・日薬会長パネルディスカッション2025年の地域包括ケアシステムの構築に向けた連携について」で，「多職種連携の際に求められる視点」として，大要以下のように指摘しました．「[多職種連携では] 以前のように『医師の指示の下に全てが動く』のではなく，医療行為の起点は医師の指示であっても，**現場で対応する医療者を相互に専門職として尊敬する姿勢**が大切である[(7)]」．私もこのような「リスペクト」の姿勢は，多職種連携を進める上で不可欠と思います.

多職種連携と他職種連携との違い

　ここで「多職種連携」と「他職種（との）連携」との違いについても簡単に指摘します．医師・看護師等の医療職や医療専門職団体は，最近では，ほとんど「多職種連携」のみを使うし，厚生労働省の公式文書も同じです．上述したように「地域共生社会推進検討会最終とりまとめ」も「多職種連携」を多用していますが，「他職種（との）連携」は一度も使っていません.

　それに対して，ソーシャルワークの専門職は「他職種（との）連携」を愛用（？）しています．佐久総合病院勤務医から日本福祉大学教授に転身した藤井博之氏は，佐久総合病院では「多職種連携」を常用していたが，日本福祉大学の社会福祉学部の少なくない教員と学生が「他職種（との）連携」という病院では聞いたことがない言葉を常用することを知って，カルチャーショックを受けたと述懐していました（藤井氏の引用許可済み）.

　そこで，日本のソーシャルワーカー専門職4団体（日本社会福祉士会，日本精神保健福祉士協会，日本医療社会福祉協会，日本ソーシャルワーカー協会）の現行の「倫理綱領」または「行動規範」を調べたところ，4団体とも「多職種連携」にまったく言及せず，「他の専門職等との連携・協働」（日本社会福祉士会，日本ソーシャルワーカー協会），「他職種・他機関の専門性と価値を

102

尊重し，連携・協働する」（日本精神保健福祉士協会），「関係機関，関係職種との連携」（日本医療社会福祉協会）とのみ書いていました．

　私は，「他職種（との）連携」との表現は，ソーシャルワーカーとその専門職団体がかつて，自己のアイデンティティを確立するため，既存の医療専門職等との違いを（私からみると過度に）強調していたことの名残と思います．大分古い話で恐縮ですが，1990年に，伊藤利之氏（当時・横浜市総合リハビリテーション障害者相談所長）は，ソーシャルワーカーに「教育過程の問題を含め，チームアプローチという考え方が脆弱である」と指摘し，1986年に日本ソーシャルワーカー協会がまとめた倫理綱領に，「障害者のニーズを総合的に認識する方法として，チームワークの理念は採り入れられていない」と強い疑問を呈しました⁽⁸⁾．

　なお，鈴木正子愛知県看護協会会長によると，「看護領域で過去に使われてきた他職種というキーワードは，時代の要請により近年，多職種へと変化を遂げてきた」そうです⁽⁹⁾．私は，ソーシャルワーカー専門職（団体）も，今後は，医療職（団体）や厚生労働省文書と同じく，「他職種連携」に代えて，「多職種連携」を用いた方が，各職種との連携が進むと考えます．

3　「地域づくり」が含まれるようになった

　第3の留意点は，「地域包括ケア」には2015-2016年以降，「地域づくり」が含まれるようになっていることです．

　実は，地域包括ケアシステムを厚生労働省関連文書として最初に提起した高齢者介護研究会の「2015年の高齢者介護」（2003年）にも，地域包括ケアシステムの法的定義を示した「社会保障改革プログラム法」（2013年）と「医療介護総合確保推進法」（2014年）にも，地域包括ケアシステムの目的・範囲に「地域づくり」は含まれていませんでした．

　両法における地域包括ケアシステムの定義は以下の通りです．「**地域の実情に応じて**，高齢者が，可能な限り，**住み慣れた地域**でその有する能力に応

じ自立した日常生活を営むことができるよう，医療，介護，介護予防（要介護状態若しくは要支援状態となることの予防又は要介護状態若しくは要支援状態の軽減若しくは悪化の防止をいう．次条において同じ.），住まい及び自立した日常生活の支援が包括的に確保される体制」．このように地域という言葉は2回使われていますが，それが「地域づくり」を意味するとは読めません．

　しかし，2015-2016年以降は，各種文書でも厚生労働省高官の講演でも，地域包括ケアの推進では「地域づくり」が重要であることが異口同音に強調されるようになっています．例えば，地域包括ケア研究会の2015年度報告書（2016年3月）のタイトルはそのものズバリ「地域包括ケアシステムと地域マネジメント」で，自治体（主として市町村）による「地域マネジメント」について詳細に述べました．

　実はこの時期は，2015年9月に厚生労働省プロジェクトチーム「新福祉ビジョン」が「新しい地域包括支援体制の構築」を提起し，2016年6月の閣議決定「ニッポン一億総活躍プラン」が「地域共生社会の実現」を決定した時期と重なります（両者の分析は文献（2）:56-79頁参照）．

　「新福祉ビジョン」に先だって2015年7月に厚生労働省社会・援護局地域福祉課・生活困窮者自立支援室が公表した「生活困窮者自立支援制度について」の解説（ウェブ上に公開）では，「生活困窮者自立支援制度の理念」・「目標」として，「生活困窮者の自立と尊厳の確保」と「生活困窮者支援を通じた地域づくり」の2つが掲げられていました．「ニッポン一億総活躍プラン」より1年前の2015年6月に閣議決定された「まち・ひと・しごと創生基本方針2015」は「各地域がそれぞれの特徴を活かした自律的で持続的な社会を創生すること」を目指しました．この「基本方針」はその後毎年6月の閣議決定で更新されています（最新版は2019年）．

　以上のことは，2015-2016年以降は「地域づくり」・「まちづくり」が厚生労働行政の枠を超えて「国策」となったこと，および地域包括ケアがその重要な一環と位置づけられていることを意味しています．

　実は，非大都市部の大規模・先進的「保健・医療・福祉複合体」はこのよ

うな政策動向に先駆けて，それぞれの地元で，地域包括ケア推進の一環として「地域づくり」「まちづくり」に積極的に取り組んでいました[(10)]．今後は，全国的にこの流れが加速すると思います．

【注1】「ネットワーク」ではなく，「システム」が採用された理由

　厚生労働省が地域包括ケアを提起した際，その実態に合わせた「ネットワーク」ではなく，「システム」という用語を選んだことには理由があります．それは，広島県公立みつぎ総合病院の山口昇院長（当時）が1970年代から御調町（現・尾道市）で実践していた包括的な医療・福祉提供方式を「地域包括ケアシステム」と命名し，厚生労働省がその用語を借用したからです．この「みつぎ方式」はすべてが公立の施設・事業で構成され，しかも一元的に運営されている，病院を核とした（病院基盤の）文字通りの「システム」でした．それに対して，厚生労働省が2000年代初頭に想定していた地域包括ケアのモデルは，尾道市医師会（片山壽会長・当時）の医療と福祉・介護の連携事業（ネットワーク）でした．「みつぎ方式」が採用されなかった最大の理由は，それの費用がきわめて高額であるためと思います．このような実態と合わない「システム」という単語の選択が，その後，地域包括ケアについての分かりにくさと誤解を助長した，と私は考えています[(2)]．

　なお，韓国政府は日本の政策や実践も参考にして2018年3月から「コミュニティケア」を全国的に始めましたが，「システム」という用語は用いていません．

【注2】『看護の将来ビジョン』の地域包括ケアについての注目すべき記述

　私が『看護の将来ビジョン』に書かれている地域包括ケアの記述で見識がある，先駆的と注目しているのは以下の3点です[(11)]．

　第1は，「地域包括ケアシステムは，療養する高齢者だけでなく，子どもを産み育てる人々，子どもたち，障がいのある人々などを含む全ての人々の生活を地域で支えるものである」（9頁）と主張していることです．2017年の「地域包括ケア強化法」（介護保険法等改正）でも地域包括ケアシステムの対象が高齢者に限定されていることを考えると，この定義は見識があると思います．

　第2は，「地域包括ケアシステムでは，多くの職種や関係機関が連携してチームで医療やケアを提供する」（10頁）と述べ，地域包括ケアについて「領地争い」をしていないことです．

　第3は，「地域で実践を行うことの意味や価値が，看護職に十分理解されるよう，地域における看護活動の具体的な形を提示し，看護職の地域志向を喚起する」（18頁）と強調していることです．私も（医療）ソーシャルワーカーに対して，「主戦場は『地域』＝メゾレベルでの活動」と強調しているので，多いに共感しました[(12)]．

　以上のことは，日本地域看護学会第22回学術集会（2019年8月17日）と第50

回日本看護学会―看護管理―学術集会（同10月24日）の「教育講演」の配布資料で指摘しました.

【注3】看護師による「療養上の世話」と「医師の指示」との関係についての諸説

　保健師・助産師・看護師法第5条で，看護師は「療養上の世話又は診療の補助を行うことを業とする者」と規定されています. そのうち, 診療上の補助は「医師の指示」の下に行うこととされていますが, 療養上の世話についてはそれは求められていません.

　平林勝政氏は，「療養上の世話」に「医師の指示」が必要か否かについては，次の3つの説があると整理しています[13]. ①療養上の世話は看護師の固有業務であり, 医師の指示は不要. ②療養上の世話のうち, 患者の状態によっては医学的判断が必要なものについては医師の指示を必要とする（日本看護協会）. ③医療施設の医療活動については, たとえそれが看護部門であっても, 医療活動の一環である以上は, 医師の指示に従わなければならない（日本医師会）. そのうえで, 平林氏は，「医師の指示」の多義性を理由にして, 3説それぞれが「その限りにおいて妥当な見解」と（私からみて, やや玉虫色に）解釈しています. 私の調べた範囲では, ②が多数説・通説ですが,「医師の指示」が必要な療養上の世話の範囲は明示されていません.

　最近, 日本医師会は「もともと医療は, 医師の監督の下に医療職が一体となって医療機関内で行われてきた」こと, 及び「あらゆる医療行為の質の保障をおこなうことが医療界の社会に対する責任であるとの観点」から, **医師による「メディカルコントロール（医療統括）」**という概念を提案し, それが「医療に携わるあらゆる職種を対象とする」と主張しています[14]. この概念を最初に提起したのは, 日本医師会救急災害医療対策委員会で, 2016年に, 2000年以降救急搬送の場面で用いられていた救急救命士に対する「狭義のメディカルコントロール」に加えて,「救急搬送体制に限らず, 救急医療やその後の医療, 地域連携や地域包括ケアシステムにおける, 安全で適切な医療や介護の提供のための医師の統括体制で, 医療に携わるあらゆる職種を対象とする」「広義のメディカルコントロール」を提起しました[15]. ただし, この概念は, まだ医療界全体や厚生労働省の同意・合意を得ているわけではありません.

　「メディカルコントロール（医療統括）」の語感は厳しいですが, 内容的には「医師の指示」より緩やかな概念のようで,「在宅医療におけるメディカルコントロール」は, 以下のように穏健に（?）説明されています.「在宅医療において, （中略）連携の要となりコーディネーターの役割を果たすのは訪問看護師であり, メディカルコントロールの主体となるのは医師である」,「医師は訪問看護師の報告・提案を真摯に受け止め, 決して一方的な指示にならないよう留意すべきである」[16].

文　献

(1)　二木立「地域包括ケアシステムと医療・医療機関の関係を考える」『日本医事新報』2013年1月19日号（4630号）:30-31頁（加筆して，「地域包括ケアシステムと医療・医療機関の関係を正確に理解する」『文化連情報』2013年3月号（420号）:12-16頁.『安倍政権の医療・社会保障改革』勁草書房，2015，98-105頁）.

(2)　二木立『地域包括ケアと福祉改革』勁草書房，2017，19頁.

(3)　二木立「地域共生社会推進検討会『最終とりまとめ』を複眼的に読む」『文化連情報』2020年3月号（504号）:18-22頁）.【本章第4節】

(4)　藤井博之『地域医療と多職種連携』勁草書房，2019，13-15頁.

(5)　田中滋「（インタビュー）介護保険制度と地域包括ケアシステムの展望」『文化連情報』2019年9月号（498号）:22-30頁（引用は26頁）.

(6)　上田敏『リハビリテーションを考える』青木書店，1983，186頁.

(7)　橋本佳子「多職種連携，『尊敬の気持ち』がベース，横倉日医会長　日薬学術大会，三師会会長がパネルディスカッション」m3.com，2017年10月9日配信.

(8)　伊藤利之「リハビリテーション医療と社会福祉――チームアプローチを中心に」『総合リハビリテーション』1990年3月号（18巻3号）:175-178頁.

(9)　冨井俊夫「（2019年11月・第23回日本医業経営コンサルタント学会愛知大会）シンポジウムⅡ　地域包括ケアシステム実現のための多職種連携」『機関誌ＪＡＨＭＣ』2019年12月号:6-8頁.

(10)　二木立「2010年以降の病院チェーン・複合体の文献レビュー」『病院』2019年6月号（78巻6号）:430-435，2019.

(11)　日本看護協会『2025年に向けた看護の挑戦　看護の将来ビジョン』2015.

(12)　二木立「近年の医療・福祉改革はソーシャルワーカーにとって好機か？危機か？」『医療と福祉』（日本医療社会福祉協会）102号，51巻2号:10-13頁，2017（『地域包括ケアと医療・ソーシャルワーク』勁草書房，2019，59-66頁.引用は61頁）.

(13)　平林勝政「保健医療福祉職の自律と法」『保健医療社会学論集』25巻2号:7-17頁，2015（ウェブ上に公開）.

(14)　日本医師会「医師からのタスクシフティングについて」，厚生労働省第1回医師の働き方改革を進めるためのタスク・シフティングに関するヒアリング提出資料（2019年6月17日．ウェブ上に公開）.

(15)　日本医師会災害救急対策委員会「災害救急医療対策委員会報告書」2016年3月，4-6頁（ウェブ上に公開）.

(16)　日本医師会医療関係者検討委員会「平成28・29年度医療関係者検討委員会報告書」2018年2月，13頁（ウェブ上に公開）.

第 2 節　「地域包括ケア研究会 2018 年度報告書」を複眼的に読む

（2019 年 7 月）

はじめに——2 年ぶり・7 回目の報告書

　地域包括ケア研究会（座長：田中滋埼玉県立大学理事長）は，2019 年 5 月，2 年ぶりに報告書「2040 年：多元的社会における地域包括ケアシステム——『参加』と『協働』でつくる包摂的な社会」（以下，「（本）報告書」または「2018 年度報告書」）を公表しました（報告書の表紙には「2019 年 3 月」と書かれていますが，実際に公表されたのは 5 月）．これは，厚生労働省老人保健健康増進等事業の一環として 2008 年に設立された地域包括ケア研究会の 7 回目の報告書です．

　地域包括ケア研究会は厚生労働省の正規の委員会・検討会でも，老健局長の私的懇談会でもありませんが，毎回の研究会には老健局の担当者も参加しており，今までに発表された一連の報告書は地域包括ケアシステムの理念・概念整理と政策形成の「進化」に重要な役割を果たしてきました．

　そこで，本節では，本報告書の概要と新しさ・ポイントを，今までの報告書と比べながら，複眼的に検討します．なお，直近 3 回（2016 年度，2015 年度，2013 年度）の報告書は別に詳しく検討しているので，お読み下さい．私(1-3)は，それらの報告書は概ね肯定的に評価しましたが，本報告書の提案のうち，小規模多機能型居宅介護の（私からみると）美化と「地域デザイン」に対しては，率直な疑問も書きます．

1　本報告書の構成とキーワード

本報告書は，以下の5部構成，36頁です．1．2040年の多元的な社会，
2．多元化する社会における「尊厳の保持」，3．生活全体を支えるための
サービスと地域デザイン，4．2040年に向けて再整理・再定義すべきもの，
5．行政・保険者の役割の再定義（以下，便宜上，第1章－第5章と呼称）．
「研究会メンバー」は座長を含めて11人で，8人が留任，3人が新任で，後
者には社会福祉分野の論客である栃本一三郎氏（上智大学教授）が含まれて
います．

本報告書は「次期介護保険事業計画期間を念頭に制度改正のあるべき姿を
直接提案するものではない」として，「2040年の社会の姿を念頭に，これか
らおよそ20年の間に，私たちの社会が準備しなければならない取組を中長
期的な視点から提案」しています（1頁）．そのためもあり，本報告書は，今
までの報告書に比べ，全体として，記述の抽象度が高く，分かりにくいと思
います．しかし，特に第3章と第5章には，地域包括ケアシステムの当初の
目標年である2025年を目指して，早急に導入の可否を検討すべき改革提案
も含まれています．

本報告書のキーワードで，今回初めて（本格的に）用いられているのは，
「小規模多機能型居宅介護」と「地域デザイン」の2つで，それぞれ20回以
上使われています．これらは上述した改革提案の核にもなっています．以下，
第3章と第5章を中心に検討します．

2　第2章で「尊厳の保持」を再強調

本報告書の第1章は「2040年の多元的な社会」を簡潔かつ多面的にスケ
ッチしています．そこで指摘されている「高齢者を平均像で語れない時代」，
「家族介護を期待しない・できない時代」，「住まいと地域の多様化」等は，

いずれも妥当と思いますが，特に新味はない気がしました．

　第2章で「『尊厳の保持』は，地域包括ケアシステムの出発点」であることを，前回（2016年度）報告書に続いて強調していることは，非常に重要と思います（9頁）．というのは，最近の厚生労働省の介護保険制度改革や地域包括ケアシステムの説明では，「自立支援」のみが強調され，「尊厳の保持」にほとんど触れられてないからです．

　私自身は第2章の「『生活者へのエンパワーメント』に向けて」の項で，「本人の意思の尊重」，及び本人と家族の関係について，以下のように踏み込んで述べていることに大いに共感しました．「『本人の意思の尊重』とは，家族の要望や意思に配慮しないということではない．ここでの問題は，本人を優先するのか，家族，あるいは本人を支援する親戚や知人を優先するのかといった二者択一の問題ではなく，家族もまた悩みを抱えるひとりの個人であることを前提に，それぞれの人生に対する個人の意思を尊重できる状況をどのように折り合いをつけ実現するかという点である．そのためには，介護の問題のみならず，地域生活上の課題を抱える住民に対して，本人を含む『家族』や『世帯』を最小単位として支援するのではなく，『本人』と『家族のメンバー』それぞれに対して支援を行うという発想に基づいて，社会の制度や支援の仕組みを再検討することが重要であろう」（11頁）．

3　「小規模多機能型居宅介護を地域づくりの拠点と考える」

　第3章では，「生活全体を支える地域の仕組み」をつくるために，「2040年に向けては，……『包括報酬型』在宅サービスの機能と役割をさらに拡充する」ことを提唱しています（15頁）．「『包括報酬型』在宅サービス」は本報告書の造語で，「定期巡回・随時対応型訪問介護看護」，「小規模多機能型居宅介護」，「看護小規模多機能型居宅介護」の総称で，「柔軟な対応ができ，多様な心身状態に対応できるサービス群」と評価しています．

　本報告書は，特に小規模多機能型居宅介護（同一事業者が「通所」［デイサ

ービス）を中心に，「訪問」「ホームヘルプ」・「泊まり」「ショートステイ」を一体的に提供する）が「地域との親和性が高い」と高く評価し，それを「地域づくりの拠点と考える」ことを提唱しています（17頁）．

さらに報告書は小規模多機能型居宅介護を中心とする「包括報酬型」在宅サービスへの「事業者の参入を促進するための方策」として，「サービス提供事業者の経営の安定性を確保する」ために，「一定のサービス基盤を維持していることに対する包括報酬の支払い（ここでは仮に「地域包括報酬」と呼ぶ）を検討していくことも必要」と述べています（18頁）．

次の第4章の「ケアマネジメントの業務改善」の項の最後では，「今後，地域包括ケアシステムが『生活全体を支える仕組み』に向かっていく中で，介護支援専門員の機能が変化しないのであれば，定期巡回・随時対応型訪問介護看護の計画作成責任者やサービス担当責任者，あるいは小規模多機能型居宅介護の介護支援専門員が現在のケアマネジメント機能の大半を担うことも考えられるだろう」と踏み込んで述べています（27頁）．

4 小規模多機能型居宅介護偏重への疑問

前回（2016年度）報告書も，「5．2040年に向けた事業者の姿」で，「各サービスの強みを活かした一体的提供の実現が必要」として，小規模多機能型居宅介護等，3種類の「地域密着型サービス」が「一体的な提供体制を支える中核的サービス形態」と位置づけていました（24頁．このサービスへの言及はこの1個所のみ）．

私自身も，今後，包括報酬型の「地域密着型サービス」を普及させることに賛成です．しかし，本報告書のように，他の（居宅・施設）サービスの意義について全く言及せず，小規模多機能型居宅介護を「一点突破的」に強調するのはあまりにバランスを欠いています．私が感じた疑問は以下の4つです．

第1の疑問は，小規模多機能型居宅介護は2006年の導入後着実に増加し

111

つつありますが，2017年度の費用総額は2398億円にとどまり，居宅サービスと地域密着サービス合計（5兆9234億円）の4.1%，介護保険費用総額（9兆633億円）の2.5%にすぎないことです（厚生労働省「平成29年度介護給付等実態調査の概況」）．他の居宅サービスや施設サービスの役割や改革課題に全く触れず，このように普及がまだごく限られている小規模多機能型居宅介護を「地域づくりの拠点と考える」のは，私には「希望的観測（wishful thinking）」に思えます．報告書は小規模多機能型居宅介護が「『通い』という物理的な拠点施設を持つため，地域住民との交流に適したデザイン」と述べています（17頁）．しかし，このような機能は，小規模多機能型居宅介護の専売特許ではなく，地域密着型の入所施設や，居宅サービスや病院・診療所を含めた各種施設を複合的に展開している「保健・医療・福祉複合体」の多くも果たしています．

　第2の疑問は，報告書が「包括報酬型のサービスは，出来高払い型のサービスとは異なり，サービス提供の量やタイミングの点で，柔軟性が高く，利用者の日々の状態変化に合わせやすい特徴をもっている」（13頁）と包括報酬型のプラス面のみを指摘し，それのマイナス面，およびそれを防ぐ方策に全く触れていないことです．医療分野の診療報酬支払い方式についての長い経験・論争では，出来高払い型と包括報酬型にはそれぞれ長所と欠点があること，包括報酬型には「粗診粗療」の危険があることが確認されています．「包括報酬型のサービスが（中略）サービス提供の量やタイミングの点で，柔軟性が高く，利用者の日々の状態変化に合わせやすい特徴をもっている」のは，余裕のある十分な職員配置をしている事業所についてのみ言えることであり，（一部の？）職員不足に悩む小規模多機能型居宅介護では，利用者の希望より事業者・職員の都合を優先した時間帯のサービス提供が問題になっていると思います．

　第3の疑問は，報告書が事業者の「安定的な経営を実現する」ことのみを強調し，利用者の権利保障やサービスの質保証の方策に触れていないことです（18頁）．第4章の（3）の「住まい多様化に対応したデータ把握」の項で

112

は，「多様な住まいでの在宅生活」では「適切なサービス提供が行われているかを保険者が注意深くモニターすることが必要である」（24頁）と指摘していますが，このことは小規模多機能型居宅介護でも強調すべきだったと思います（24頁）．

第4の疑問は，今後介護支援専門員の機能が変化しない場合，「小規模多機能型居宅介護支援専門員が現在のケアマネジメント機能の大半を担う」根拠が示されていないことです．私も，介護支援専門員が今後「生活全体を支えるマネジメント」を行うべきと思いますが，それができるか否かは，介護支援専門員の職場がどこであるかとは関わりが無く，小規模多機能型介護支援専門員のみがその機能を果たせるかのような記述は「贔屓の引き倒し」です．

なお，私は本報告書で初めて提起されている「地域包括報酬」は，事業者がごく少ない「離島や中山間地の集落」での「適用」は十分考えられると思いますが，それを全国的に実施することには反対です．なぜなら，それは特定の事業者の「地域独占」を公認することになり，本報告書も認めている「介護保険制度が創設された際，制度の原理が『措置』から『契約』に転換」し，「本人の意思や自己決定の尊重」が重視されたことに反し，事実上の「措置」の復活に繋がるからです（10頁）．

5 注目すべき「地域包括ケアに関わる専門職の育成」

第4章では「2040年に向けて再整理・再定義すべきもの」として，以下の5つが示されています．（1）2040年に向けて増大する「生活支援」ニーズ，（2）医療ニーズがあっても在宅継続できる体制，（3）住まいの多様化とサービスのあり方，（4）地域包括ケアに関わる専門職の育成，（5）2040年のケアマネジメント．

私は，（4）で次の3点が強調されていることに注目・共感しました（25-26頁．①〜③は私が便宜上付けました）．

① 今後，「地域との関わりをもった専門職人材を育成していくことが不可欠である．また，ＩＰＷ（多職種連携）やＩＰＥ（多職種連携教育）についても，単なる専門職間での連携にとどまらず，地域住民や家族，本人を交えた地域全体の中に，多職種連携を位置付けることが重要である」．

② 「医療・看護人材の育成に地域の視点を」．

③ 「介護人材の中でも，とりわけ専門職としての高度人材を育成していくためには，（中略）仮に時間や財源が必要だとしても，中長期的な投資として，高等教育機関において介護・福祉職としての理論構築を進め，新たな指導者群を養成するといった努力をこの段階から積み上げておくべき」．

①と③は，福祉・介護系の高等教育機関と研究者に課せられた重要な課題と思います．②の「地域の視点」は，福祉・介護系人材の育成でも不可欠です．

6 「『施設』と『在宅』という分類は意味を失っている」？

それに対して，第4章の (3)「施設の住まい化と多様化」での，「『施設』と『在宅』という分類は意味を失っている」との指摘は，説明不足・真意不明と感じました（24頁）．私も，報告書が指摘するように，「一般の居宅から介護医療院までの『住まい』の連続体の中に，多種多様な住まいが存在している状況である」と思います．

しかし，上記指摘が，2009年度（第1回）と2010年度（第2回）の報告書でなされた，介護サービスをすべて「外部化」・「外付け」化して，入所施設の役割を事実上否定した主張の復活なのか否か判断できません．特に2010年度報告書は「施設を一元化して最終的には住宅として位置づけ，必要なサ

ービスを外部からも提供する仕組みとすべき」(42頁) と提起し，全国老人福祉施設協議会から「特養解体論」との激しい批判を浴びました．もしこの主張の復活だとすると，2013年度報告書が，この主張を事実上撤回し，入所施設を「重度者向けの住まい」と積極的に位置づけたことと矛盾します.⁽¹⁾

7 「地域デザイン」は多義的

第5章「行政・保険者の役割の再定義」では，次の5点が提起されています．(1) 多元的な社会における保険者の機能のあり方，(2) 行政の今後の方向性，(3) 地域包括支援センターの役割，(4) 国において検討すべき制度面での縦割りの脱却，(5) 行政・保険者に対する支援．

第5章全体でもっとも強調されていることは，今後介護保険の保険者（市町村）が「地域デザイン機能」を持つことです．これは本報告書で初めて用いられた用語ですが，極めて多義的に用いられており，私にはよく理解できませんでした．

例えば，第1章の「参加・協働による地域デザイン」の項では「地域ごとに住民が望む地域の姿を描き，そのための仕組みづくりやサービスづくりに参加し協働して地域づくりを進めること」と広く定義し，「先進自治体の取組を単にコピーしたり，各自治体が全国統一の手法をトップダウンで実施するといった手法では，その地域にあった仕組みを作ることはできない」と戒めています（11-12頁）．地域包括ケアの実態が「システム」ではなく「ネットワーク」であることを考えるとこれは当然です．

しかし，第5章の「保険者の機能の再整理」の項では，（介護保険保険者の）「地域デザイン機能」には「介護保険制度の運用に関わる『保険マネジメント』」と，「地域づくりや多職種連携のための仕組みや取組を担う『地域マネジメント』」という「2種類のマネジメントの対象分野が含まれている」とごく限定的に説明されています（29頁）．そして報告書は，保険者が「本来業務である［と研究会がみなす——二木］地域マネジメントに注力できる体

制づくり」を提唱しています（33頁）.

しかし,「保険マネジメント」は介護保険の保険者（自治体）の従来業務ですし,「地域マネジメント」は, 2015・2016年度の報告書で詳細に論じられているので, 改めて「地域デザイン」という新語を用いる意味が理解できませんでした^(2.3). 従来の報告書では「地域マネジメント」は自治体主導で行うこととされていたのに対して, 今回は, 自治体だけでなく, 住民の積極的「参加と協働」を強調するために,「地域デザイン」という新語を用いたのかもしれません. しかし, 私はそれよりも「地域マネジメント」概念を拡張した方が分かりやすいと感じました. 言うまでもありませんが, 私はこのような拡張された「地域マネジメント」を進めることに大賛成です.

おわりに——高齢者や介護保険行政の枠組みに囚われている

以上, 2018年度報告書を複眼的に検討してきました. 私は, 本報告書を読みながら, 今までの報告書に比べて, 記述が高齢者・介護保険行政の枠組みに囚われているとの印象を持ちました.

公平のために言えば, 第5章の（3）では（対象を高齢者に限定しない）「全世代・全対象者対応型の地域包括支援センターへ」の転換がチラリと書かれていますし, 私もそれに賛成です（32頁）. また, 第3章では,「（介護保険の）『包括報酬型』サービスと, 保険外サービスと組み合わせる混合介護によって在宅を支えるあり方も, 今後広がっていくだろう」と展望しています（16頁）. 私は「混合介護」の拡大には反対ですが,「客観的」将来予測として, それが大都市部で徐々に広がっていくとは思っています.

しかし, 報告書全体のトーンは, 第5章を中心に, 高齢者に対象を限定した介護保険行政の枠組みに囚われていると感じました. この点は, 前回（2016年度）報告書が, 以下のように高らかに述べていたのと対照的で, 一抹の寂しさを感じました.「本報告書では, 2040年に向けた地域のより幅広い課題に対応すべく, また地域共生社会の実現にも資するものとして, その

対象範囲を介護保険行政に限定せず，地域を支える多様な関係者の参加や連携を推進するものとして位置付けた」（1頁）．「地域包括ケアシステムは，本来的に高齢者や介護保険に限定されたものではなく，障害者福祉，子育て，健康増進，生涯教育，公共交通，都市計画，住宅政策など行政が関わる広範囲なテーマを含む『地域づくり』である」（35頁）．

【補論】田中滋氏の『医の希望』寄稿論文は一読に値

　地域包括ケア研究会座長の田中滋氏が『医の希望』（2019年4月に名古屋市で開かれた第30回日本医学会総会記念出版物）に寄稿した「多世代共生社会に地域包括ケアシステムを役立てる」は，地域包括ケアシステムの概念「進化」のプロセスを簡潔に解説しており，ご一読をお勧めします（4）．

　私は特に「地域包括ケア研究会2015年度報告書」が「新たな植木鉢図」を示した3つの理由を簡潔に説明しているのが大変勉強になり，かつ大いに反省させられました（168-169頁）．実は，私は文献（2）で，植木鉢図の進化で「最も重要な点は，植木鉢の土台である『本人・家族の選択と心構え』が『本人の選択が優先される』ことを明確にするために，『本人の選択と本人・家族の心構え』に変わったことです」と書きました．

　これは，田中氏の書かれている「3つ目の変化」ですが，私は当時，田中氏の書かれている第1の変化（「団塊の世代の責任を前より一層強調」）と第2の変化（「社会福祉機能の専門性と重要さを強調するために，……医療介護だけではなく，……福祉，コミュニティーづくりにおいてソーシャルワーク専門職の果たす役割は大きい」ことを強調）の意義を正しく理解できませんでした．そのために，それらについては「従来の『生活支援・福祉サービス』が『介護予防・生活支援』に，『保健・予防』が『保健・福祉』に変わりました」と平板に書いてしまいました．

　田中氏の論文で一番嬉しかったのは「社会福祉機能への期待」の項です（171-173頁）．田中氏が「まちづくりを展開するうえで，……これまでの地域包括ケアシステム論の中では社会福祉機能の位置づけが足りないとわかってきました」と率直に認めた上で，「社会福祉技法の修練を積んだ社会福祉士などが機能を発揮すべき」，「ソーシャルワーク，コミュニティワークの力を持つ職種が入ってこないと地域包括ケアシステムは完結しない」と強調されていることに，我が意を得たりと思いました．

　それに続けて，「社会福祉の仕事を二段階にわけ」，「対人援助技術レベルの仕事」に加えて，「困難を抱える理由の半分は地域経済の問題，社会生活の問題」であり，それらの問題に「地域でどう解決していくかという問題設定する見方」をあげていることに，大いに共感しました．

文　献

(1)　二木立「2014年［2013年度］『地域包括ケア研究会報告書』をどう読むか？」『日本医事新報』2014年6月14日号（4703号）：15-16頁（二木立『地域包括ケアと地域医療連携』勁草書房，2015，35-39頁）．

(2)　二木立「『地域包括ケア研究会2015年度報告書』を複眼的に読む」『文化連情報』2016年7月号（460号）：18-23頁（二木立『地域包括ケアと福祉改革』勁草書房，2017，25-32頁）．

(3)　二木立「『地域包括ケア研究会2016年度報告書』をどう読むか？」『文化連情報』2017年8月号（473号）：10-16頁（二木立『地域包括ケアと医療・ソーシャルワーク』勁草j書房，2019，40-47頁）．

(4)　田中滋「多世代共生社会に地域包括ケアシステムを役立てる」．齋藤英彦編『医の希望』岩波新書，2019，155-178頁．

第3節　「地域共生社会」は理念と社会福祉施策との「二重構造」——地域共生社会推進検討会「中間とりまとめ」を読んでの気づき

（2019年10月）

はじめに

　厚生労働省の「地域共生社会に向けた包括的支援と多様な参加・協働の推進に関する検討会」（地域共生社会推進検討会．座長・宮本太郎中央大学教授．社会・援護局が実施）は2019年7月19日，「中間とりまとめ」を発表しました．私は今まで，「地域共生社会は法的規定がなく，抽象的理念にとどまっている」，「地域共生社会と地域包括ケアとの関係は曖昧」と指摘してきました．「中間とりまとめ」を読んで，地域共生社会は理念と社会福祉・地域福祉の個別施策との「二重構造」になっていることに気づきました．こう理解することにより，地域共生社会と地域包括ケアとの関係も明確になります．本節では，私がこの「発見」をするまでのプロセスを説明します．

1 「ニッポン一億総活躍プラン」で初めて規定

先述したように，地域共生社会には法的定義はなく，安倍晋三内閣が2016年6月に閣議決定した「ニッポン一億総活躍プラン」で，初めて，以下のように規定されました.

「子供・高齢者・障害者など全ての人々が地域，暮らし，生きがいを共に創り，高め合うことができる『地域共生社会』を実現する．このため，支え手側と受け手側に分かれるのではなく，地域のあらゆる住民が役割を持ち，支え合いながら，自分らしく活躍できる地域コミュニティを育成し，福祉などの地域の公的サービスと協働して助け合いながら暮らすことのできる仕組みを構築する．また，寄附文化を醸成し，NPOとの連携や民間資金の活用を図る」（16頁）.

この地域共生社会の理念は崇高ですし，対象を「子供・高齢者・障害者など全ての人々」としているのは，法的に対象を高齢者に限定した地域包括ケア（システム）より優れていると思います．塩崎恭久厚生労働大臣（当時）が，2017年の介護保険法等改正案（地域包括ケア強化法案）の国会審議時に，地域共生社会は「地域包括ケアシステムのいわば上位概念」と説明したのは，この意味だと考えられます（2017年4月5日衆議院厚生労働委員会）.【注1】

ただし，私は以前から，この規定には，地域共生社会を実現するために「福祉」と共に不可欠である「医療」が全く含まれていないことも指摘していました[(1)].

2 「骨太方針2019」で個別施策を列挙

2019年6月に閣議決定された「骨太方針2019」では，第5章5「重要課題への取組」の（7）の⑤「共助・共生社会づくり」で，「（地域）共生社会づくり」の方針が38行も書かれました（47-48頁）.

119

　この記述で特徴的なことは，以下の３つだと思います．

　第１は，「共生社会」と「地域共生社会」が同じ意味で用いられていることです．具体的には，（共生社会づくり）の項の第１文に「全ての人々が地域，暮らし，生きがいを共に創り高め合う地域共生社会を実現する」と書かれています．これは，上述した「ニッポン一億総活躍プラン」の地域共生社会の規定の第１文とほぼ同じです．

　第２は，地域共生社会の理念・総論的説明はこの短い１文（１行）のみで，２行目以下でさまざまな個別の施策があげられていることです．そのトップは，「地縁・血縁による助け合い機能が低下する中，複合化・複雑化した生活課題への対応のため，断らない相談支援などの包括的支援や多様な地域活動の普及・促進について，新たな制度の創設の検討を含め，取組を強化する」です（この意味は後述）．

　以下，障害児支援，高齢者・障害者虐待の早期発見・未然防止，生活困窮者への包括的な支援体制の整備，認知症と共生する社会づくり，成年後見制度の利用促進，性的志向，性自認に関する正しい理解の促進，若者向けの相談・支援や地域レベルの取組への支援強化，自殺総合対策の推進，在留外国人の生活環境の整備等が列挙・羅列されています．（共生社会づくり）の記述は，第１文以外，ほとんど１文１施策で，なんと合計約20もの施策が書かれています．

　第３に特徴的なことは，「ニッポン一億総活躍プラン」の場合と同じく，（地域）共生社会における医療の役割についてのまとまった記述がないことです．ただし，以下のように，断片的記述は３つありました．「医療提供体制や難病相談支援センター等の充実など難病対策に取り組む」，「慢性疼痛対策に取り組む」，「医療費の未収金発生の抑制を図り，医療機関が安心して外国人に医療サービスを提供できる環境整備を着実に進める」．

3　「中間とりまとめ」は社会福祉施策に限定

　それに対して，地域共生社会推進検討会「中間とりまとめ」（以下，「中間とりまとめ」）は，地域共生社会の理念にはまったく触れず，最初から最後まで，「福祉政策［内容的には社会福祉・地域福祉政策——二木］の新しいアプローチに基づく制度を検討する」ことに終始しています．驚くべきことに，医療，介護，多職種連携についての記述はほとんどなく，地域包括ケアシステムについても全く触れていません．

　その理由は，この検討会が2017年の社会福祉法改正の付則に書かれた，「公布後3年を目途として，包括的な支援体制を全国的に整備するための方策について検討を加え，その結果に基づいて所要の措置を講ずる」ことを検討するために設置されたためだと思います．これは，上述した「骨太方針2019」の「共生社会づくり」の各論の最初に書かれていることにも対応します．しかし，この意味での地域共生社会の範囲はごく限定的であり，とても「地域包括ケアの上位概念」とは言えません．

　以上から私は，**地域共生社会は崇高な理念と，社会・援護局の所管する社会福祉・地域福祉の個別施策の「二重構造」**になっていると判断しました．

　私は上述した行政的事情は理解できます．しかし，「中間とりまとめ」が，「ニッポン一億総活躍プラン」で示された地域共生社会の崇高な理念に全く触れず，狭い社会福祉・地域福祉の枠内での改革のみを論じると，「地域共生社会＝社会福祉・地域福祉の改革」との誤解・混乱を招く危険があるし，地域共生社会と地域包括ケアも分断されてしまうと危惧します．

　なお，私は「中間とりまとめ」で「福祉政策の新たなアプローチを実現するための包括的な支援体制」として「以下の3つの支援の機能を一体的に具えることが必要」と提起しているのは，大変分かりやすいと思いました：「断らない相談支援」，「参加支援（社会とのつながりや参加の支援）」，「地域やコミュニティにおけるケア・支え合う関係性の育成支援」．それぞれにつ

いての具体的方策の大半も妥当だと思います．他面，それらのなかには以前から提唱されている方策の焼き直し・言い換えと言えるものが少なくないとも感じました．例えば，「断らない相談支援」は，以前から「ワンストップ・サービス」で強調されていることです．

4　『平成30年版厚生労働白書』の記載も「二重構造」

実は，「中間とりまとめ」に先だって2019年7月9日に公表された『平成30年版厚生労働白書』でも，地域共生社会の記述は「二重構造」になっています．具体的には第1部（障害や病気などと向き合い，全ての人が活躍できる社会に）の209頁には，上述した「ニッポン一億総活躍プラン」の「地域共生社会」の理念的規定がそのまま掲載されている一方，第2部（現下の政策課題への対応）の第4章では，地域共生社会は生活保護と同列で記述され，しかも「地域共生社会の中核的な役割を担うことを期待されている生活困窮者自立支援制度」との表現に象徴されるように，狭い社会福祉施策の一部と説明されています（325頁）⁽²⁾．

ちなみに，私が『平成30年版厚生労働白書』を読んで一番印象的だったことは，テーマが「障害や病気などと向き合い，全ての人が活躍できる社会に」という地域共生社会を連想させるものであるにもかかわらず，白書第1部の目次でも，第1部の各章の本文の小見出しでも，地域共生社会という用語が全く用いられていなかったことです．地域共生社会のこのような軽い扱いは，社会福祉関係者が地域共生社会を非常に高く評価しているのと対照的【注2】です．

5　上田敏氏は37年前に福祉の「二重構造」を指摘

私は，地域共生社会の「二重構造」に気づいた時，上田敏先生（元東京大学医学部教授．私のリハビリテーション医学面での恩師）が，今から37年も前

の 1983 年に，名著『リハビリテーションを考える』の序章の「おわりに」で，「理念としての福祉」と現実の「社会福祉事業」を峻別し，以下のように述べたことを思い出しました.⁽³⁾

〈「理念としての福祉」と，現実に行われている「社会福祉事業」とをはっきり区別しようではないか（中略）. 理念としての福祉はたしかに全人間的なものであり，人間にかかわるあらゆる部分を包括し，当然リハビリテーションの理念もその中に（かなり重要な部分として）含まれるであろう. しかし通常ひとが「福祉」という時に思い浮かべる具体的な実体としての福祉，つまり現実に種々の制約の下で機能している「社会福祉事業」は，現実にはその広大な福祉の理念のごく一部を実現しているにすぎないものであり，そのようなものの一部である障害者福祉事業は社会的リハビリテーションとほぼ同義であり，全体としての「リハビリテーション事業」の一部である，ということである〉.

　上田先生は，国立の言語治療士（現・言語聴覚士）の学院での講義の際に，学生と行った「福祉」の理念とリハビリテーションとの関係についての議論（福祉はリハビリテーションに含まれるのか，それともリハビリテーションは福祉の一部であるのか）について，1 週間熟慮した後，この結論に達したそうです.

　私が今回気づいた地域共生社会の「二重構造」は，結果的には，37 年前に上田先生が先駆的に指摘された福祉の「二重構造」の復活とも言えます.

6　内閣府は「共生社会政策」を推進

　「骨太方針 2019」の説明時に，それが「共生社会」と「地域共生社会」を同じ意味で用いていることを指摘しました. 実は，内閣府は「政策統括官」を配置して，「共生社会政策」を推進しています. 私はこのことを今まで知らず，友人の社会福祉協議会関係者から教えていただきました.

　具体的には，内閣府の「共生社会政策」のサイトの冒頭には次のように書

かれています．〈国民一人一人が豊かな人間性を育み生きる力を身に付けていくとともに，国民皆で子供や若者を育成・支援し，年齢や障害の有無等にかかわりなく安全に安心して暮らせる「共生社会」を実現することが必要です．／このため，内閣府政策統括官（共生社会政策担当）においては，社会や国民生活に関わる様々な課題について，目指すべきビジョン，目標，施策の方向性を，政府の基本方針（大綱や計画など）として定め，これを政府一体の取組として強力に推進しています．〉（http://www8.cao.go.jp/souki/index.html）

　このサイトの右側には，その「政策」として，「子供・若者育成支援」，「子供の貧困対策」，「高齢社会対策」，「障害者施策」等，8つの領域が示されており，それぞれについて詳しい解説がされています．「共生社会」でイメージできる領域で，これに含まれないのは，「（狭義の）社会福祉」・「地域福祉」だけとも言えます．上記のいくつかの領域では「白書」も出されています：「子供・若者白書」，「障害者白書」，「高齢社会白書」等．さらに，「共生社会促進に対する指標体系」もできており，ウェブ上に公開されています．

　内閣府の友人に調べていただいたところ，内閣府の共生社会政策担当の政策統括官ポストは，2001年に内閣府が誕生したときにはなかったが，遅くとも2004年時点では存在していたそうです．つまり，内閣府の「共生社会政策」は，2016年の「ニッポン一億総活躍プラン」で「地域共生社会」が提起されるより10年以上前から始まっていたのです．

　ただし，私がウェブ上でいろいろ調べたり，内閣府の友人と厚生労働省の友人に問い合わせた限りでは，「共生社会」と「地域共生社会」との関係・異同についての両省の公式な説明はないようです．なお，文部科学省も「インクルーシブ教育システム」との関連で「共生社会の形成」を目指しているそうです（http://www.mext.go.jp/b_menu/shingi/chukyo/chukyo3/siryo/attach/1325884.htm）．

おわりに

　今回は「探索的」記述になりましたが，地域共生社会という用語が崇高な
理念と，社会・援護局所管の社会福祉・地域福祉の個別施策の「二重構造」
であることは示せたと思います．しかし，この点についてきちんとした公式
説明がなされないと，地域共生社会についての誤解・混乱が今後ますます強
まる，と私は危惧しています．

　そのため，地域共生社会推進検討会には，「最終とりまとめ」（最終報告）
で，この「二重構造」および，検討会が検討したのは後者の枠内での改革に
限定されていることを明記していただきたいと思います．また，医療・福祉
の団体・個人が今後「地域共生社会」について論じる時には，それが理念と
しての地域共生社会を意味するのか，社会福祉・地域福祉施策としての地域
共生社会なのかを明示する必要があると思います．私自身は，地域共生社会
は「上位概念」＝理念としてのみ位置づけ，地域包括ケアを含め，それの
「下位概念」としての個別の施策・改革にはそれぞれの固有の名称を用い，
地域共生社会という多義的な用語は使わない方が安全だと感じています．

　最後に，地域包括ケアの実践者の大半が求めているように，**地域共生社会
の崇高な理念に基づいて，地域包括ケアの対象者を高齢者だけでなく，「全
ての人々」に拡大すること──法改正がなされる前は，個々の地域の実践現
場で──が急務である**ことを強調し，本節を終わります．

【注1】「『我が事』『丸ごと』地域共生社会」は死語
　「ニッポン一億総活躍プラン」で「地域共生社会」が打ち出された翌月（2016
年7月），厚生労働省は「『我が事』『丸ごと』地域共生社会実現本部」を立ち上げ
ました．これは，厚生労働大臣を本部長，11局長等を本部員とする「オール厚労
省」組織で，「地域力強化」，「公的サービス改革」，「専門人材」の3つのワーキン
ググループを含み，以下の4つの改革を推進するとしていました．①地域包括ケ
アシステムの構築：医療介護サービス体制の改革，②データヘルス時代の保険者
機能強化，③ヘルスケア産業等の推進，④グローバル視点の保健医療政策の推

進[4].

　これは壮大な計画でしたが，その後，具体化されることはありませんでした．「『我が事』『丸ごと』地域共生社会実現本部」のサイトにも，第1回会議（2016年7月15日）の資料が掲載されているだけです（2019年9月1日確認）．

　塩崎恭久大臣の発案と思われる「『我が事』『丸ごと』地域共生社会」という用語も，2017年8月に大臣が塩崎恭久氏から加藤勝信氏に交代して以降は，全く使われなくなり，「厚労省内死語」となっています．その後，地域共生社会の検討は同省社会・援護局のみで行われており，本文で述べたように，その対象は狭義の社会福祉・地域福祉改革（の一部）に限定されています．

【注2】地域共生社会の位置づけには医療系と福祉系とで大きな温度差

　地域共生社会の扱い・位置づけには，医療系組織・研究者と福祉系組織・研究者との間で大きな「温度差」があります．医療系では，それが正面から論じられることはほとんどなく，「地域包括ケアシステムと地域医療構想」が今後の改革の二本柱とされています．これは2013年に発表され，政府・厚生労働省も公認している「社会保障制度改革国民会議報告書」中の「医療・介護分野の改革」における位置づけと同じです．ちなみに，日本医師会総合政策研究機構『日本の医療のグランドデザイン2030』は，医療と医療政策についての「百科事典」とも言えますが，地域共生社会には言及していません．

　それに対して，福祉系では最近は，地域包括ケア（システム）に代って，地域共生社会が今後の改革のキーワードとされるようになっています．例えば，社会福祉学界の大御所である大橋謙策氏（東北福祉大学大学院教授）は「厚生労働省は（中略）『戦後第3の節目』と位置づける『地域共生社会政策』を2015年から推進している」と主張しています[5]．日本社会福祉士会も2018年度臨時総会（2019年3月16日）の「基本指針」で，「地域共生社会の実現に資する体制構築の推進」を掲げましたが，地域包括ケア（システム）の推進・構築にはまったく言及していません．ウェブ上では「地域包括ケアの次は地域共生社会」，「地域共生社会は地域包括ケアシステムを進化させた概念」との説明も見られます（例：『月刊事業構想』編集部）．

文　献

(1)　二木立「地域共生社会・地域包括ケアと医療との関わり」『地域福祉研究』46号：8-14頁，2018年（要旨は『地域包括ケアと医療・ソーシャルワーク』勁草書房，2019，25-27頁）．

(2)　二木立「『平成30年版厚生労働白書』をどう読むか？」『日本医事新報』2019年8月3日号（4971号）：58-59頁．【本章補節】

(3)　上田敏『リハビリテーションを考える』青木書店，1983，42-45頁．

(4)　二木立『地域包括ケアと福祉改革』勁草書房，2017，68-79頁（「ニッポン

一億総活躍プラン」と「地域共生社会実現本部」資料を複眼で読む).
(5)　大橋謙策「（巻頭言）地域共生社会政策時代における『社会事業』の復権」
『地域福祉研究（日本生命済生会)』7 号（通算 47 号）：1 頁，2019.

第4節　地域共生社会推進検討会「最終とりまとめ」を複眼的に読む

（2020 年 3 月）

はじめに

　厚生労働省の「地域共生社会に向けた包括的支援と多様な参加・協働の推進に関する検討会」（地域共生社会推進検討会．座長・宮本太郎中央大学法学部教授）は，2019 年 12 月 26 日に「最終とりまとめ」を公表しました．厚生労働省は，「最終とりまとめ」を踏まえて，2020 年の通常国会に社会福祉法改正案を提出する予定と報じられています．そのため，「最終とりまとめ」は，今後の「福祉の政策領域における地域共生社会の在り方」を考える上での必読文献と言えます（「福祉の政策領域」という限定表現を用いる理由は本文で述べます）．

　本節では，同検討会の「中間とりまとめ」（2019 年 7 月公表）と「最終とりまとめ（素案)」（2019 年 11 月公表)，および「地域力強化検討会最終とりまとめ」（2017 年 9 月公表）との異同にも触れながら，「最終とりまとめ」の内容を複眼的に評価します．

　私は，「最終とりまとめ」が政府・厚生労働省関係の文書として初めて地域共生社会の理念と個別施策との関係を明示したことを高く評価するとともに，それが提起した「福祉政策の新たなアプローチ」と「3 つの支援」事業も，必要な予算措置がとられれば，福祉施策の革新につながると期待してい

ます．他面，この事業を担う「専門職」として，ソーシャルワーカーにまっ
たく触れていないことには強い疑問を持っています．

1 「地域共生社会の理念と射程」を明記

「最終とりまとめ」は次の5部構成・全31頁です．Ⅰ　地域共生社会の理
念と検討の経緯，Ⅱ　福祉政策の新たなアプローチ，Ⅲ　市町村における包
括的な支援体制の整備の在り方，Ⅳ　市町村における包括的な支援体制の整
備促進のための基盤，Ⅴ　終わりに．以下，順に検討します．

私は「最終とりまとめ」でもっとも注目すべきことは，Ⅰの1「地域共生
社会の理念とその射程」の項で，政府・厚生労働省関係の文書として初めて，
地域共生社会の理念と個別施策との関連をていねいかつ明確に示したことだ
と思います．実は，「中間とりまとめ」にはこの説明がなく，最初から最後
まで社会福祉分野の施策のみを論じていたため，地域共生社会は生活困窮者
自立支援制度等の個別の社会福祉施策の拡充にすぎないとの誤解を招く危険
がありました[(1)]．

それに対してⅠは，「地域共生社会」の理念として，2016 年の閣議決定
「ニッポン一億総活躍プラン」の定義を示した上で，次のように述べていま
す．「その射程は，福祉の政策領域だけでなく保健，医療など社会保障領域，
さらに成年後見制度等の権利擁護，再犯防止・更生支援，自殺対策など対人
支援領域全体にわたる．／加えて，一人ひとりの多様な参加の機会の創出や
地域社会の持続という観点に立てば，その射程は，地域創生，まちづくり，
住宅，地域自治，環境保全，教育など他の政策領域に広がる」(2-3 頁．これ
らのことはⅤ「終わりに」でも再度強調されています（31 頁))．

その上で，「この言葉を用いた政策論議においては，いかなる分野での問
題提起をしているのかを明確にしつつ議論を進める必要がある」と述べ，
「最終とりまとめ」は「**主には福祉の政策領域における地域共生社会の在り
方を示す**」としています．このように地域共生社会の理念と個別施策との違

い・関係が明確にされたことにより，上述した誤解が払拭されると期待できます．

　もう1つ評価できることは，「中間とりまとめ」が「多職種連携」についてまったく触れていなかったのに対して，「最終とりまとめ」が，「多職種（の）連携」や「多機関（の）連携」の必要性や重要性に7回も触れていることです（3頁，13頁（4回），26頁（2回））．

　さらに，Ⅲの4「地域づくりに向けた支援」の項では，医療法人やかかりつけ医の事例を示し，「医療の分野においても，地域住民との協働への意識が醸成されている」（20-21頁）と書いていることも評価できます．従来，「中間とりまとめ」を含めて，「地域共生社会」のほとんどの説明が医療に触れていなかっただけに，この記載は重要と思います．

2　「地域包括ケアシステム」について含みのある表現

　残念ながら「最終とりまとめ」には，地域共生社会と地域包括ケアとの関係についてのまとまった記述はありません．しかし，「中間とりまとめ」が地域包括ケアシステムについてまったく触れていなかったのと異なり，「最終とりまとめ」は2個所でそれに言及しています．

　私は**「高齢者から始まった地域包括ケアシステム」**（3頁）という微妙な（または含みのある）表現に注目しました．実は，2019年11月18日に公表された「最終とりまとめ（素案）」では，「高齢者に関する地域包括ケアシステム」という公式的表現が用いられていました（2頁）．「最終とりまとめ」におけるこの変更は，地域包括ケアシステムの根拠法である医療介護総合確保推進法（2014年）で高齢者に限定されている地域包括ケアシステムを「全世代・全対象型」に拡張するための布石とも考えられます．

　現に，地域共生社会推進検討会の事務局を務めた吉田昌司社会・援護局地域福祉課生活困窮者自立支援室長・地域共生社会推進室長は，「最終とりまとめ」公表に先立って2019年11月20-21日に開催された「第20回地方か

ら考える『社会保障フォーラム』セミナー」での講演で，「地域包括ケアの理念は高齢者以外にも普遍化できるもので，全ての人に広げていくことができる」と明言しました．[(2)]

　もう1つ私が注目したことは，地域包括ケアシステムが生活困窮者自立支援制度，地域子ども・子育て支援事業等と，同格で扱われていることです（21頁）．この点は，「中間とりまとめ」や『平成30年版厚生労働白書』では，地域共生社会が生活困窮者自立支援制度を中心とするかのように記述されていたことと違います．[(1)]

　この新しい説明は厚生労働省幹部も共有しているようで，鈴木俊彦事務次官は，2020年1月17日の医療介護福祉政策研究フォーラムの基調講演「これからの医療・介護を語る」で，地域共生社会を支える3つの制度として「地域包括ケア」，「障害者自立支援」，「生活困窮者自立支援」をあげました．

3　「福祉政策の新たなアプローチ」には賛成だが「手続的給付」には疑問

　II「福祉政策の新たなアプローチ」は，「保健医療福祉等の専門職による対人支援」の「2つのアプローチ」として，伝統的な「具体的な課題解決を目指すアプローチ」に，「つながり続けることを目指すアプローチ」を加え，後者を「伴走型支援」と呼んでいます（5頁）．そして伴走型支援を「具体化する制度は，本人の暮らし全体を捉え，その人生の時間軸も意識しながら，継続的な関わりを行うための相談支援（手続的給付）を重視した設計となる」と書いています（5頁）．

　この手続的給付は「伝統的な社会保障の現金給付や現物給付といった実体的給付につなげることを含め，様々なニーズを抱える個人の自律に向けたプロセス（手続き）への積極的な支援であり，それ自体で固有の価値のあるもの」と定義しています（5頁注）．その上で，「専門職の伴走型支援と住民相互のつながりによるセーフティネットの強化」を提起しています．

　私はこのような「新たなアプローチ」，「相談支援」に賛成です．しかし

「手続的給付」の意味も，それを新たにいわば第3の給付として「設計」する意義もさっぱり理解できません．そもそも，現在の福祉行政でも，社会保障法学や社会福祉学の領域でもまったく使われていない「手続的給付」という新語を，社会福祉法改正の基礎となる重要文書で唐突に用いるのは，不適切と思います．なお，「手続的給付」に近い給付としては，介護保険制度のケアマネジメント（居宅介護支援給付）がありますが，これは一般には現物給付と位置づけられています．

　念のために，「手続的給付」という用語について，私の友人である何人かの福祉行政に携わる地方公務員にメールで意見を聞いたところ，全員から「違和感がある」，「理解できない」，「代書屋に依頼するような軽い印象」等の返事をいただきました．ある方は，「県では事務局として報告や計画の作文に当たっては，一般人に理解困難な用語は使用しないように言われてきました」と書かれていました．

4　「新たな事業」には賛成だが2つの懸念

　Ⅲ「市町村における包括的な支援体制の整備の在り方」は「最終とりまとめ」の肝とも言え，「以下の3つの支援を内容とする，新たな事業の創設を行うべき」としています：①断らない相談支援，②参加支援（社会参加に向けた支援），③地域づくりに向けた支援（8頁）．

　「新たな事業は実施を希望する市町村の手上げに基づき段階的に実施すべきである」としています．①～③とも「財政支援」に触れており，「国等による財政支援は，介護，障害，子ども，生活困窮等の各制度における関連事業に係る補助について，一体的な執行を行うことができる仕組みとすべき」と書いています（23頁）．しかし，財政支援の総額を増やすことには触れていません．

　私は，分野横断的な新たな事業を創設し，それらの「一体的な執行を行うことができる仕組みにする」ことには大賛成です．従来の個別制度ごとの

131

「縦割り行政（支援）」の弊害が相当改善できると期待できるからです．

　ただし，以下の2つの懸念もあります．**第1の懸念**は，財政支援の総額を増やさないで，国等の補助金の「一体的な執行」を行うと，ゼロサムゲームの予算争奪戦になり，自治体によっては特定の制度に偏った運用がなされる危険があることです．この危険は2019年12月10日の第9回会議で奥山千鶴子構成員（NPO法人子育てひろば全国連絡協議会理事長）も指摘し，「これまでの制度・実施体制を確保・強化したうえで，共生型社会に向けてプラスの予算を確保して実施してほしい」と訴えています（参考資料1）．

　公平のために言えば，Ⅳの最後には，「現行の各経費の性格の維持など国による財政保障にも十分配慮する観点から，シーリング上，現在義務的経費とされているものについては，引き続き義務的経費として整理できるような仕組みとすべきである」と書かれています（23頁）．これは，検討会としての財務省向けの予算獲得アピールと読めます．

　第2の懸念は，新たな事業を市町村の手上げ方式で実施することにより，現在でも大きな地域共生社会づくりの市町村格差がさらに拡大することです．私は，制度改正前に，市町村の手上げ方式で「モデル事業」を行うことには賛成ですが，社会福祉法改正で「手上げ方式」を明記し，固定化することには疑問を感じます．

5　ソーシャルワーカーの記述がない！？【補注】

　Ⅳ「市町村における包括的な支援体制の整備促進のための基盤」の1は「人材の育成や確保」で，その（1）が「専門職に求められる資質」です．そこで書かれている資質は内容的には，ほとんどソーシャルワーカーの資質と理解できます．例えば，「断らない相談支援においては，本人や家族を包括的に受け止めるためのインテークの方法や，課題を解きほぐすアセスメントの視点，さらに市町村全体でチームによる支援を行うための総合的調整等に関する手法・知識が求められる」と書かれていますが，このような手法・知

識を持っているのはソーシャルワーカーです（24頁）.

　しかし, 驚いたことに, Ⅳでは, 社会福祉士や精神保健福祉士という個別資格名だけでなく,「ソーシャルワーカー」という総称もまったく使っていません.「最終とりまとめ」全体も,「専門職」という用語は19回も使っている反面,「ソーシャルワーカー」という表現は一度も使っていません. 実は, 2019年11月18日に公開された「最終とりまとめ（素案）」は「福祉専門職」という表現を1回使っていたのですが, それも削除されました.

　この点は,「地域力強化検討会」（座長・原田正樹日本福祉大学教授）の「最終とりまとめ」が「ソーシャルワークの5つの機能」を明記するなど, ソーシャルワーク, ソーシャルワーカーの役割を強調していたのと対照的です.[3] 地域共生社会推進検討会の構成員19人のうち6人は地域力強化検討会の構成員でもあっただけに, この「断絶」・「後退」は気になります.

　公平のために言えば, 上述したように, 5頁には「保健医療福祉等の専門職による対人支援」という表現が1回使われているし, 私も「最終とりまとめ」で書かれている様々な「支援」をソーシャルワーカーだけでなく, ケアマネージャー, 保健師・看護師等, 地域医療・地域福祉の様々な専門職が担っていることはよく知っています. しかし,「福祉の政策領域における地域共生社会」づくり（3頁）,「福祉政策の新たなアプローチ」（30頁）で「福祉の対人支援」（30頁）を中心的に担う人材はソーシャルワーカーであると考えます.

　ソーシャルワーカーという職種名を明記するとそれの配置やそのための予算確保が求められるため, 市町村関係者が難色を示したのかもしれませんが, 深刻な課題を抱えた人々にソーシャルワークの専門的手法・知識がない支援者が関わることには大きな危険があると思います.

　なお, 日本ソーシャルワーク教育学校連盟（ソ教連. 会長・白澤政和国際医療福祉大学教授）は,「最終とりまとめ」公表直後の2019年12月27日に,「専門職による対人支援」・3つの機能をソーシャルワーカーが担うと解釈し, それに沿った社会福祉士や精神保健福祉士のソーシャルワーカー養成を進め

るとの「声明」を発表しています⁽⁴⁾. このような機敏で前向きな対応は大変好ましいと思います.

【補注】改正社会福祉法の参議院附帯決議に「社会福祉士や精神保健福祉士の活用」が明記

「地域共生社会の実現のための社会福祉法等の一部を改正する法律」が2020年6月5日に参議院で可決成立し,2021年4月に施行されることになりました. 本法は,社会福祉法改正を中心に11本の法改正を一括しており,その中心は市町村における包括的な支援体制の整備を行う「重層的支援体制整備事業の創設及びその財政支援」ですが,それ以外に,社会福祉連携推進法人制度の創設や,介護福祉士養成施設卒業者への国家試験義務づけの経過措置の5年間の延長等が含まれています.

「重層的支援体制整備事業」は,本節で検討した地域共生社会推進検討会「最終とりまとめ」をベースにしていますが,私が疑問を呈した「手続的給付」は盛り込まれませんでした.

私は,本法に対する参議院の「附帯決議」(全6項)の第1項の最後に,重層的支援体制整備「事業を実施するに当たっては,社会福祉士や精神保健福祉士が活用されるよう努めること」と記載されたことに注目しました. 私の知る限り,地域共生社会関係の公式文書に両国家資格が明記されたのは初めてです. これは,ソーシャルケアサービス研究協議会(代表・白澤政和氏)が与野党の国会議員に対してねばり強い陳情を行った成果と言われています. 今後は,ソーシャルワーカー団体が,この附帯決議を武器にして,重層的支援体制整備事業で社会福祉士や精神保健福祉士の活用が進むよう,市町村に積極的に働きかけることが期待されます.

文 献
(1) 二木立「『地域共生社会』は理念と社会福祉施策との『二重構造』」『文化連情報』2019年10月号(499号):20-25頁.[本章第3節]
(2) 吉田昌司「地域共生社会の実現に向けた包括的な支援体制の整備について(講演要旨)」『社会保険旬報』2020年1月21日号:28-33頁(引用は28頁).
(3) 二木立『地域包括ケアと医療・ソーシャルワーク』勁草書房,2019,50-59頁(「『地域力強化検討会最終とりまとめ』を複眼的に読む──ソーシャルワーカーの役割を中心に」).
(4) 日本ソーシャルワーク教育学校連盟会長・白澤政和「『地域共生社会に向けた包括的な支援と多様な参加・協働の推進に関する検討会 最終とりまとめ』を受けて〈声明〉」http://www.jaswe.jp/doc/20191227_tiikikyosei_seimei.pdf

補　節　『平成30年版厚生労働白書』をどう読むか？

（2019年8月）

　厚生労働省は2019年7月9日，『平成30年版厚生労働白書』を公表しました．テーマは「障害や病気などと向き合い，全ての人が活躍できる社会に」です．

　昨年版のテーマは「社会保障と経済」で，「冷静な頭脳」に基づく記述がなされていたのと対照的に，今年版は「温かい心」に裏打ちされた記述が多く，厚生労働行政の守備範囲の広さに改めて驚かされます．以下，第1部（全4章）の構成・内容を簡単に紹介すると共に，私の評価・疑問を述べます．

1　2つの不祥事で公表が9か月遅れ

　その前に，今年版の最大の特徴を述べます．それは公表が昨年版に比べ9か月も遅れたことです．その理由は，2018年に発覚した2つの不祥事（障害者雇用率制度，毎月勤労統計調査や賃金構造基本統計調査等の「不適切な取り扱い」）への対応のためです．「はじめに」の4割（69行中28行）がこれらの「反省」と「お詫び」に当てられ，59〜66頁，498〜500頁に対応状況が詳述されています．

　私は日本福祉大学で長年，学長等の管理職を務めましたが，その際もっとも重視したことは「法令遵守」でした．大学院での論文指導では，調査の実施と結果の解釈を厳格に行うことを求めました．それだけに，政府・厚労省が法令違反の「不適切な実務慣行」を長年続けていたことに愕然としました．

特別監察委員会等による検証と対策が行われたとはいえ，厚労省が信頼を回復するには相当長期間を要すると思います．

2　障害者・病者とひきこもりを同格で扱う

　第1章「障害や病気を有する者などの現状と取組み」で特記すべきことは，「障害者など」，「病気を有する者など」と同格で，「社会活動を行うのに困難を有する者」（「広義のひきこもり」状態にある者）を位置づけていることです．このような扱いは，初めてだと思います．それぞれについて「現状と取り組み」を丁寧に書いており，最新のデータブック，厚労省施策のガイドブックとして有用です．

　私は，雇用されている障害者数・実雇用率が着実に増加している反面，彼らの「一般企業への就職後の職場定着率」が特に精神障害者で低いことに注目しました（就職後3か月時点で69.9％，同1年時点で49.3％．53頁）．また，有業者のうち通院しながら働く人の割合が，1998年の25.5％から2016年の34.9％へと18年間で9.4ポイントも増加していることに驚きました（90頁）．

　他面，第1章冒頭の「障害者の数」に，身体障害者（児）と知的障害者（児）と精神障害者しか計上せず，「高齢者関係施設入所者」や難病患者を除外していることには強い疑問を感じました（3頁）．なぜなら，「白書」が43頁で引用している「国際生活機能分類（ICF）」の定義によれば，これらの人々も明らかに障害者ですし，37頁で「障害者総合支援法による障害保健福祉施策」の「対象となる『障害者』には難病等も含まれる」と明記しているからです．「白書」は「国民のおよそ7.6％が何らかの障害を有している」と書いていますが，これらの人々を加えると10％を超えるのは確実です．

　もう1つ疑問に思ったことは，「自立」を「日常生活自立」，「社会生活自立」，「経済的自立」の3つに限定し，それらの基礎にある「精神的自立（自律）」に触れていないことです（122，128頁）．

3　国民の意識調査と先進事例の紹介・分析

　第 2 章「自立支援に関する国民の意識調査」は，「属性による意識の差を分析するため，①障害や病気を有する者，②身近に障害者や病気を有する者がいる者，③その他の者の 3 類型に分類」したインターネット調査で（143頁），「地域での支え合いに関する意識」と「就労などに関する意識」についての 3 類型間の違いを多面的に分析しています．

　他面，結果の大半は私からみると「予定調和的」に見えます．これは，「白書」も認めているように，「回答者はインターネットを利用できる者に限られる」ため（143 頁），特に「障害や病気を有する者」の回答者がインターネットを利用できる軽症者に偏り，3 つの属性の回答者の違いがごく小さくなったためと思います．少なくとも「障害や病気を有する者」については，インタビュー調査を併用すれば，3 類型の差はもっと明確になったと感じました．

　第 3 章「障害や病気を有する者などを支える現場の取組み事例」は，「障害者雇用・障害者就労支援」，「治療と仕事の両立支援・健康づくり」，「社会活動を行うのに困難を有する者などへの支援」の「取組み事例」を紹介し，それの「分析」を行っています．従来の「白書」と違い，事例の紹介にとどまらず，そこから「取り組みのポイント」を抽出しているのは意欲的です（202 頁）．

　しかし，印南一路医療経済研究機構研究部長が指摘するように，「成功事例のみの調査からは成功の要因はわからない」（「成功例の共通要因サーチの致命的欠陥」『Monthly IHEP』2014 年 7 月号：24-28 頁）ため，成功事例と失敗事例との対比を行うべきと思います．あるいは，「白書」で取り上げた成功・先進事例が困難を抱えた時の理由や克服プロセスを書けば，読者には参考になったと思います．

4　「地域共生社会」の記述がほとんどない

　第4章「包摂と多様性がもたらす持続的な社会の発展に向けて」は，以上の記述を踏まえ「一億総活躍社会の実現」の方策を論じています．ここでは「働き方改革」をもっとも重視しています．さらに，「全ての人々が活躍できる社会の実現に向けた方向性」を，①本人からの視点，②「障害や病気を有する者や社会活動を行うのに困難を有する者などが身近にいる者からの視点」，③「その他の者からの視点」の3つの視点から，総論的に検討しています．

　実は，私は「白書」のテーマ「障害や病気などと向き合い，全ての人が活躍できる社会に」をみて，これは「地域共生社会」そのものだと感じました．しかし，意外なことに，「地域共生社会」という用語は，「はじめに」，第1部の目次，第1部各章の本文の小見出しで，全く使われていませんでした．さすがに第4章の本文ではこの用語は何度か使われていますが，まとまった記述はありません．

　また，207頁の記述によれば，「地域共生社会」は，「ニッポン一億総活躍プラン」の「新たな3つの矢」の1つである「安心につながる社会保障」に向けた3つの取り組みの1つにすぎません（他は，「健康寿命の延伸」と「障害者，難病患者，がん患者等の活躍支援」）．つまり，地域共生社会は「安心につながる社会保障」の下位概念とされています．

　「白書」第2部（各論）の第4章では，「地域共生社会」は生活保護と同列で記述され，しかも「地域共生社会の中核的な役割を担うことを期待されている生活困窮者自立支援制度」との表現に象徴されるように，狭い社会福祉施策の一部と説明されています（325頁）．

　この軽い記述は，社会福祉関係者が「地域共生社会」を非常に高く評価しているのと対照的です．例えば，「地域力強化検討会最終とりまとめ」（2017年9月）は，「地域共生社会の実現に向けた取組」を「国民皆保険制度を前

提とした社会保険制度［1961 年］，措置から契約への介護保険制度の創設
［2000 年］に次ぐ，戦後第三の節目だととらえ」ました（29 頁）．気の早い方
は「地域包括ケアシステムから地域共生社会への転換」とも主張しています．

　それに対して私は，地域共生社会の理念は高く評価しつつも，それの「法
的定義はなく，行政的扱いも軽い」，「抽象的理念にとどまっているため，現
実の施策は地域包括ケアシステムの実現を目指して行われて」いると判断し
ています（『地域包括ケアと医療・ソーシャルワーク』勁草書房，2019，25-27
頁）．現実にも，地域共生社会関連の施策は厚労省全体ではなく社会・援護
局内で，しかも社会福祉の枠内で検討されています．「白書」を読んで，私
のこの理解が妥当なことを確認できました．

第4章 「全世代型社会保障改革」関連文書を
複眼的に読む

　本章では，2019 年以降，安倍晋三内閣の金看板になっている「全世代型社会保障改革」関連の3文書を複眼的に検討します．

　第1節では，「全世代型社会保障検討会議中間報告」（2019 年 12 月）の内容とスタンスを，「社会保障制度改革国民会議報告書」（2013 年 8 月）との異同を中心に検討します．後者との最大の違いは「社会保障の機能強化」と「必要な財源確保」が消失したことです．もう1つの違いは，「医療と介護の一体的改革」も消失し，予防偏重になっていることです．「医療提供体制の改革」には新味がなく，2種類の患者負担増には大きな問題があります．なお，「最終報告」はコロナ対策のため，2020 年末まで先送りされました．

　第2節では，「骨太方針 2019」を検討します．「全世代型社会保障」改革の中身は「骨太方針 2018」から変わり，具体的改革方針は「骨太方針 2020」に先送りされました．「医療提供体制の改革」では，新たに消費税財源を活用した病床のダウンサイジング支援が明記されたことと，精神病床の削減を目指すことが示唆されていることが注目に値します．

　第3節では，「骨太方針 2020」を検討します．本文書のキーワードは，コロナ後の「新たな日常」の実現ですが，この用語の定義は示されておらず，「骨太方針 2019」のキーワードだった「全世代型社会保障」も消えています．安倍内閣の「骨太方針」としては初めて「医療提供体制の強化」が登場しましたが，それの各論は書かれていません．

　補節では，政府の「全世代型社会保障改革」とは異なり，格調高い医療の根本理念を提起している日医総研『日本の医療のグランドデザイン 2030』を複眼的に検討します．

第 1 節　「全世代型社会保障検討会議中間報告」を複眼的に読む
──「社会保障制度改革国民会議報告書」との異同を中心に

（2020 年 2 月）

はじめに

　政府の「全世代型社会保障検討会議」（議長・安倍晋三首相）は 2019 年 12 月 19 日「中間報告」を公表しました．検討会議は，今後，「与党の意見を更にしっかり聞きつつ，検討を深め」，2020 年夏に最終報告をとりまとめる予定です．【補注】

　本節では，「中間報告」のスタンス・内容を「社会保障制度改革国民会議報告書」（2013 年 8 月．以下，「国民会議報告書」）との異同を中心に，検討します．(1) 安倍内閣は，過去 7 年間，「国民会議報告書」を踏まえた社会保障制度改革を行ってきたハズですが，「中間報告」ではそれへの言及はまったくありません．

　併せて，「中間報告」の 2 日前（12 月 17 日）に取りまとめられた自由民主党政務調査会人生 100 年時代戦略本部の「人生 100 年時代戦略本部取りまとめ～人生 100 年時代の全世代型社会保障改革の実現～」（以下，自民党文書）との異同についても簡単に触れます．「中間報告」はこの文書を「踏まえ」作成されたからです．

　安倍晋三首相は第 1 回の全世代型社会保障検討会議（2019 年 9 月 20 日）で，「一億総活躍社会を掲げる安倍内閣にとって，全世代型社会保障への改革は，最大のチャレンジ」，「人生 100 年時代を見据えながら，（中略）社会保障全般に渡る持続可能な改革を更に検討していきたい」と発言しました．しかし，結論的には，「中間報告」で示されたのは短期的改革に限られ，「人生 100 年

時代を見据え」たとは言えず，特に医療分野は2種類の患者負担増以外，ほとんど新味がありません．

1 「社会保障の機能強化」と「必要な財源確保」が消失

「中間報告」は第1章「基本的考え方」，第2章「各分野の具体的方向性」（年金，労働，医療，予防・介護），第3章「来年夏の最終報告に向けた検討の進め方」の3章構成・13頁で，46頁もあった「国民会議報告書」の3割弱の薄さです．以下，紙数の制約のため，第1章と第2章の医療，予防・介護（改革）に絞って検討します．

「中間報告」の第1章「基本的考え方」の最大の特徴は，「国民会議報告書」のキーワードであった「社会保障の機能強化」という表現が消失していることです．そのためもあり，今後の人口高齢化で着実に増加する社会保障給付費の財源確保のための具体的方策はもちろん，方向性さえ示されていません．厳密に言えば，4頁の冒頭に唐突に「必要な財源確保を図ることを通じて」と書かれていますが，これの具体的説明はありません．

この点は，2018年5月に内閣官房・内閣府・財務省・厚生労働省が合同で経済財政諮問会議に提出した「2040年を見据えた社会保障の将来見通し（議論の素案）」が，社会保障給付費の対GDP比が2018年度の21.5％から2040年度の23.8〜24.0％へと約2.5％ポイント上昇すると推計していたことと不整合です．

この理由としては，安倍首相が2019年7月の参議院議員選挙時に，消費税率の10％を超える引き上げについて「今後10年間くらいは必要ない」と繰り返し明言し，社会保障拡充に不可欠な負担増の議論を封印したことがあげられます．後述するように，第2章では2種類の患者負担増が提起されていますが，それで社会保障費の増大を賄うのは不可能です．

「基本的考え方」についてもう1つ言えば，「全世代型社会保障」の意味も，「国民会議報告書」と「中間報告」では異なっています．「国民会議報告書」

は「全世代型（の）社会保障」をキーワードとし，以下のように強調しました．「全世代型の社会保障への転換は，**世代間の財源の取り合いをするのではなく，それぞれに必要な財源を確保する**ことによって達成を図っていく必要がある」（9頁）．しかし「中間報告」には「必要な財源を確保する」という視点はなく，「現役世代の負担上昇を抑え」るために，高齢者等の負担増を行うという「コスト・シフティング」に終始しています．

2 今後も「就業者数を維持できる」

他面，第1章には評価できる表現もあります．それは，「少子高齢化の克服」で，「年齢にかかわらず，学び，働くことができる環境を整備すれば，生産年齢人口が減少する中でも，就業者数を維持できる」と書いていることです（1頁）．これは，従来，政府・厚生労働省文書が繰り返してきた「高齢社会危機論」（高齢者を支える生産年齢人口が減少することを過度に強調）の事実上の否定と言えます．『平成29年版厚生労働白書』は「高齢者1人を支える現役世代の人数は大きく減少しているが，労働参加が進んだ場合，非就業者1人に対する就業者の人数は増加する可能性」を指摘していました（20-21頁）．「中間報告」のこの記載はそれの追認と言えます．

手前ミソですが，これにより，権丈善一氏や私が以前から指摘してきた「社会の扶養負担」（非就業者数÷就業者数）は今後も上昇しないという事実が政府の「お墨付き」を得たとも言えます[2,3,4]．ただし，厳密に言えば，『平成29年版厚生労働白書』と異なり「中間報告」は，就業者数の増加にしか触れておらず，記述が一面的です．

3 「医療と介護の一体的改革」が消失し，予防偏重

次に第2章の医療，予防・介護の改革で一番特徴的なことは，「国民会議報告書」の「医療・介護分野の改革」が打ち出した「医療と介護の一体的な

改革」が消えて，医療と介護が分離され，「医療」，「予防・介護」となり，しかも「介護」の大半が「介護予防」であることです．この点は，自民党文書が「国民会議報告書」と同様に，「医療・介護の提供体制改革」と明記しているだけに，理解に苦しみます．

　このような医療と介護の分離・切断の背景には，予防と介護予防について保険者や自治体へのインセンティブを付与・強化すれば，医療費や介護費を抑制できるとの「エビデンスに基づく」ことのない期待・幻想があると思います．経済産業省の諸文書と異なり，「中間報告」にはこのことは明示されてはいません．しかし，西村康稔内閣特命担当大臣（元・通産官僚）は「中間報告」についての記者会見で，「大臣は，健康で長生きする人が増えると医療費は削減できるというふうにお考えですか」との質問に「私はそう思っております」と回答しました（12 月 19 日「記者会見要旨」4 頁）．

　次に述べるように，「医療」については「中間報告」の内容はほとんど自民党文書と同じですが，「予防」については 1 点大きな違いがあります．それは自民党文書に次のように書かれていた，「健康づくり」を進める上での積極的な留意点が「中間報告」にはないことです．「なお，健康でない者を差別することはあってはならず，安心して治療を受けられる環境を維持・強化することは当然であり，また，健康的な活動を強制することにならないよう留意が必要である」（9 頁）．上記記者会見では，この留意点が削除された理由についても質問が出されましたが，西村大臣は明確には答えませんでした．

4 「医療」全体は自民党文書のコピペ！

　「中間報告」の「医療」は，「医療提供体制の改革」と「公的保険制度の在り方」の二本立ですが，驚いたことに，その記述の大半が自民党文書とほとんど同じです．特に「医療提供体制の改革」の最初の 18 行は，冒頭のごく一部の表記を除いて，完全なコピー＆ペイストです（「中間報告」9 頁，自民

党文書6頁）．「医療」全体（見出しを除き92行）でも，ほんの数行を除いて同じです．

　私は長年，政府・厚生労働省関連の文書を読んできましたが，これほどの「手抜き」は初めてです．これでは検討会議の「構成員」に「有識者」（9人．うち6人が大学教員・研究者）が加わっている意味がありません．「朝日新聞」12月20日朝刊が，検討会の「実質的な議論は関係者や与党で進み，『会議は形骸化している』」と報じた通りと思います．

5　新味のない「医療提供体制の改革」

　「医療」の前半の「医療提供体制の改革」は既存の改革の羅列で，新味はほとんどありません．このことは，医療提供体制の改革は従来通り，地域医療構想と地域包括ケアが二本柱であることを示唆しています．

　私が注目したのは，「国民会議報告書」と同じく，「かかりつけ医」の役割が強調されるだけでなく，新たに**「地域密着型の中小病院・診療所の在り方も踏まえ，外来機能の明確化とかかりつけ医機能の強化を図ることが不可欠」**と書かれたことです（10頁）．私自身は「地域密着型の中小病院」という表現を常用していますが，政府・厚生労働省（関連）の公式文書でこの表現が用いられたのは初めてと思います．この表現は第2回検討会議（11月8日）の有識者ヒアリングで横倉義武日医会長が用い，それが「中間報告」に採用されたのだと考えられます．

　なお，今では信じられないことですが，厚生労働省は21世紀前後の医療制度改革文書では，診療所と中小病院の役割・機能の違いを無視して，両者を大病院と対比して，「診療所等」と一括して扱っていました（例：厚生労働省「医療制度改革試案」2001年）．⁽⁵⁾

6　2種類の患者負担増を明記

　「医療」の後半の「公的保険制度の在り方」では以下の2種類の患者負担増を「2022年度初までに」実施することを明記しています．①「現役並み所得の方を除く75歳以上の後期高齢者」（単身世帯では年収383万円未満）のうち「一定所得以上の方」（「現役並み所得の方」を「高所得者」と呼ぶ厚生労働省の呼称に合わせると「中所得者」）の医療費の窓口負担割合を2割とする．②「他の医療機関からの文書による紹介がない患者が大病院を外来受診した場合」の患者負担額を増額すると共に，「対象病院を病床数200床以上の一般病院に拡大する」（10-11頁）．この費用は現在は選定療養で病院の収入になっていますが，今後は，「増額分については公的医療保険の負担を軽減するよう改める」とされています．この2つの負担増については一般紙も大きく報道しました．

　なお，①について自民党文書は「窓口負担割合を引き上げる」と抽象的に書いていましたが，「中間報告」では安倍首相の強い指示により「2割」と明記されたと報じられています．

　実は「国民会議報告書」も，70～74歳の高齢患者の2割負担化と紹介状のない患者の大病院の外来受診時の定額負担導入を提案し，その後実施されました．今回の改革提案はその拡張版とも言えます．

　ただし，両者には重要な違いもあります．それは，「国民会議報告書」が「能力に応じた負担」として，保険料と窓口自己負担の両面で，高所得者の保険料負担増と低所得者の窓口負担減（または据え置き）をワンセットで提案したのに対して，「中間報告」は同じく「負担能力に応じた負担」を主張しながら，中所得者の窓口負担増のみを提案し，高所得者の保険料負担増にはまったく触れていないことです．

7 中所得高齢者の2割負担化に反対する2つの理由

　私は，以下の2つの理由から中所得の後期高齢者の窓口負担の2割化（およびすでに実施されている高所得者の3割負担）には反対です．

　第1の理由は，私も「応能負担原則」には大賛成ですが，それは保険料や租税負担に適用されるのであり，サービスを受ける際は所得の多寡によらず平等に給付を受けるのが「社会保険の原則」と考えているからです．この点については，社会保障法研究の重鎮である堀勝洋氏も，「社会保険においては，『能力に応じて負担し，ニーズ（必要）に応じて給付する』という原則に従うのが望ましい」と明快に説明されています[6]．

　堀氏によると，「保険料は能力に，給付は必要に応ずる方向に進むべきである」と最初に提案した公式文書は，社会保障制度審議会の1962年の「社会保障制度の総合調整に関する基本方策についての答申および社会保障制度の推進に関する勧告」だそうです（この文書はウェブ上に全文公開されています）．

　そして厚生労働省もこの原則を1990年代までは遵守していました．例えば，介護保険制度創設の際の老人保健福祉審議会の最終報告「高齢者介護保険制度の創設について」（1996年4月）には，以下のように書かれました．「高齢者介護に関する現行の利用者負担は，福祉（措置）制度と医療保険制度との間でも，また，在宅と施設の間でも不合理な格差が生じているので，この格差を是正するため，介護保険制度においては，受益に応じた負担として統一的なルールを設定することが適当である．利用者負担の設定に当たっては，受益に応じた公平な負担という観点から，定率1割負担とすることが考えられる」．

　なお，私は今後は，保険料や租税の賦課対象に金融資産も含める必要があると考えています．個人金融資産の約3分の2は高齢者に集中しており，これにより保険料・租税収入が相当増えることが期待できます．

第 2 の理由は，後期高齢者（75 歳以上）の 1 人当たり年間医療費は 92.15 万円で，65 歳未満の 18.70 万円の 4.92 倍であり，仮に 2 割負担を導入すると年間自己負担額は 18.4 万円となり，3 割負担の 65 歳未満の自己負担額 5.6 万円の実に 3.3 倍となるからです（「平成 29 年度国民医療費」．高額療養費制度は考慮しない粗い計算）．これはとても「公平な負担」とは言えません．

　「中間報告」もこのことには気づいているようで，窓口 2 割負担化の際，「長期にわたり頻繁に受診が必要な患者の高齢者の生活等に与える影響を見極め適切な配慮について，検討を行う」と書いています（10 頁）．この配慮がなされれば，2 割負担は中所得者の一部に限定されると思います．しかし，その場合，患者負担増による社会保障給費の節減「効果」はごく限定的になります．

　「公的医療保険制度の在り方」で見落としてならないことは，見出しに**「大きなリスクをしっかり支えられる」**という枕詞が付いていることです．これは，「中間報告」で今後「検討を進め」るとされている「外来受診時定額負担」だけでなく，将来的な「保険免責制」（一定未満の医療費の全額自己負担化・保険外し）導入の布石と思います．

　なお，保険の役割を「大きなリスクをしっかり支え」ることに限定して，小さなリスクは自己負担とする主張の「元祖」は吉川洋氏で，小泉純一郎内閣時代以降，精力的に主張しています．吉川氏はこれを保険の原理と主張していますが，私が 2011 年に調べたところ，保険学（論）の主要な研究書や教科書にそのような説明はなく，「小損害不担保」は保険の「原理」ではなく「保険金支払いの諸工夫」とされていました(7)．

おわりに――またも「質の高い」医療が消失

　以上，「中間報告」の「基本的考え方」と医療，予防・介護分野の改革方針の問題点を指摘してきました．

　最後に，第 3 章「来年夏の最終報告に向けた検討の進め方」の問題点を指

摘します．それは，最後の段落の地域医療構想・医療提供体制改革の説明から「質の高い」が抜け，「持続可能かつ効率的な医療提供体制に向けた……」と書かれていることです．本書第2章第2節の「おわりに」(91頁) では，厚生労働省医政局が2019年9月27日に発表した「地域医療構想の実現に向けて」で，「地域医療構想の目的」から「質の高い」医療が削除され，「地域ごとに効率的で不足のない医療提供体制を構築する」とされたことを指摘・批判しました．[8] 医政局文書よりも格の高い「中間報告」でも「質の高い」が抜けたことは重大です．

ただし，第2章の「医療」(9頁) には，「質の向上と効率改善を図り，地域で必要な医療を確保する」との伝統的表現も書かれています．「最終報告」ではこの表現が文書全体で用いられるよう，医師会・医療団体は求める必要があると思います．

【補注】「全世代型社会保障検討会議最終報告」は当初，2020年夏にとりまとめられる予定でしたが，政府がコロナ対策に忙殺されたため，3か月ぶりに開かれた同年5月22日の会議で，安倍首相は最終報告の取りまとめを年末に先送りするとともに，2回目となる中間報告を7月にまとめる考えを明らかにしました．「第二次中間報告」は6月25日にとりまとめられましたが，医療改革については「最終報告」に先送りされました．

文　献

(1) 二木立『安倍政権の医療・社会保障改革』勁草書房，2014，46-57頁（「社会保障制度改革国民会議報告を複眼的に評価し，『プログラム法案』を批判する」）．
(2) 権丈善一『医療介護の一体改革と財政』慶應義塾大学出版会，2015，238-241，327-330頁．
(3) 二木立『地域包括ケアと福祉改革』勁草書房，2107，1-13頁（「今後の超高齢・少子社会を複眼的に考える」）．
(4) 二木立『地域包括ケアと医療・ソーシャルワーク』勁草書房，2019，161-171頁（「『平成29年版厚生労働白書——社会保障と経済成長』を複眼的に読む」）．
(5) 二木立『医療改革と病院』勁草書房，2004，43頁（「中小病院と診療所とを一括する『診療所等』という表現の出自」）．
(6) 堀勝洋『社会保障・社会福祉の原理・法・政策』ミネルヴァ書房，2009，34-54頁（「社会保障と社会保険の基本的考え方」）．

(7)　二木立『TPP と医療の産業化』勁草書房, 2012, 128-131 頁（「受診時定額
　　負担・免責制は保険の原点か？──吉川洋氏の主張とその問題点」）.
(8)　二木立「地域医療構想における病床削減目標報道の 4 年間の激変の原因を考
　　える」『文化連情報』2020 年 1 月号（502 号）：16-22 頁）.【本書第 2 章第 2 節】

第 2 節　「骨太方針 2019」の社会保障改革方針を　　　どう読むか？

（2019 年 7 月）

はじめに

　安倍晋三内閣は 2019 年 6 月 21 日,「経済財政運営と改革の基本方針
2019」（以下,「骨太方針 2019」）を閣議決定しました. 私はこれの最大の特
色は, 2019 年 10 月 1 日の消費税率 10％引き上げとそれへの対応を明記し,
野党だけでなく与党の一部からも出されていた引き上げ延期論を封じたこと
だと思います.　本節では,「骨太方針 2019」のうち「社会保障改革」に関
わる部分（第 2 章 1 (2) 全世代型社会保障への改革と第 3 章 2 (2) 主要分野ごと
の改革の取組①社会保障）について, 昨年の「骨太方針 2018」との異同を中
心に検討します.

1　「全世代型社会保障」改革の中身が変わった

　「骨太方針 2019」の社会保障改革のキーワードは,「骨太方針 2018」と同
じく,「全世代型社会保障」です. しかし, 両者には 2 つの違いがあります.
　1 つは,「骨太方針 2018」では「全世代型社会保障」が本文で 8 回も使わ
れた半面, 目次・見出しでは一度も使われていなかったのに対して,「骨太
方針 2019」では「全世代型社会保障への改革」が「成長戦略実行計画をは

じめとする成長力の強化」の柱と位置づけられたことです.

　もう1つは,「全世代型社会保障」の中身が大きく変わったことです.「骨太方針2018」では「全世代型社会保障」は子育て・少子化対策と財政健全化との関連で述べられました（「全世代型社会保障の構築に向け, 少子化対策や社会保障に対する安定財源を確保する」4頁）. これは, 安倍首相が2017年9月25日の記者会見で,「子育て世代への投資を拡充するため」「再来年[2019年]10月に予定される消費税率10％への引き上げによる財源を活用しなければならないと判断した」と述べたことに対応していました.

　それに対して,「骨太方針2019」は,「全世代型社会保障への改革」を次の3本柱としています. ①70歳までの就業機会確保, ②中途採用・経験者採用の促進, ③疾病・介護の予防（13-15頁）. ②は就職氷河期世代の支援策で, 安倍首相が2019年7月に予定されている参議院議員選挙を意識して, 4月に集中支援を打ち出したと報じられています（「中日新聞」6月12日朝刊）. ①と②には積極的な施策も含まれていますが, それらは「労働・雇用政策」であり, 伝統的な「社会保障」とは異なります.

2　「疾病・介護の予防」の記述は穏健化

　「骨太方針2019」で, ③（疾病・介護の予防）が新たに「全世代型社会保障」に含まれたのは, 安倍首相が, 2018年9月, 医療保険で予防・健康にインセンティブを置くことによって「医療費が削減されていく」と発言したことに対応しています. この前後から, 経済産業省は「予防・健康管理への重点化」で, 総医療費が減少するとの主張を繰り返しました［本書第1章第2節］.

　しかし,「骨太方針2019」では「疾病・介護の予防」の意義は, 以下の穏健かつバランスの取れた記述に落ち着きました.「予防・健康づくりには, ①個人の健康を改善することで, 個人のQOLを向上し, 将来不安を解消する, ②健康寿命を延ばし, 健康に働く方を増やすことで, 社会保障の『担い

手』を増やす，③高齢者が重要な地域社会の基盤を支え，健康格差の拡大を防止する，といった多面的な意義が存在している」（15 頁）．

実は「骨太方針 2018」には，「予防・健康づくり等による受療率の低下や生産性向上の実現」というエビデンスに基づかない断定的記述がありました（54 頁）．それに対して，「骨太方針 2019」では，「疾病・介護の予防」の「(iii) エビデンスに基づく政策の促進」で，以下のような慎重な記述がなされました．疾病・介護予防促進の「改革を進めるため，エビデンスに基づく評価を取組に反映していくことが重要である．このため，データ等を活用した予防・健康づくりの健康増進効果等を確認するため，エビデンスを確認・蓄積するための実証事業を行う」（16 頁）．この記述も妥当と思います．

3 具体的改革は「骨太方針 2020」に先送り

「骨太方針 2019」の社会保障改革方針の最大の特徴は，患者・国民の負担増を含め，ほとんどの改革が，以下のように 1 年後の「骨太方針 2020」等に先送りされことです．「年金及び介護については，必要な法改正も視野に，2019 年末までに結論を得る．医療等のその他の分野についても，（中略）骨太方針 2020 において，給付と負担の在り方を含め社会保障の総合的かつ重点的に取り組むべき政策を取りまとめる」（56 頁）．

この点は，「骨太方針 2018」が，「負担能力に応じた公平な負担，給付の適正化，自助と共助の役割分担の再構築」の項（59-60 頁）で，「後期高齢者の窓口負担の在り方」，新規医薬品や医療技術の保険収載等に際しての「保険外併用療養の活用など」，「薬剤自己負担の引上げ」，「外来受診時等の定額負担導入」等の「検討」を予告していたのと対照的です．この先送りの理由は言うまでもなく，2019 年 7 月に予定されている参議院議員選挙で負担増が争点化するのを避けるためであり，選挙後はこれらの改革の検討が一挙に始まると思います．

4 「医療提供体制の効率化」の新方針

「医療提供体制の効率化」は,「社会保障」改革中の「医療・介護制度改革」の (ii) ですが,大半が「骨太方針 2018」の踏襲・コピーであり,新味に欠けます.「骨太方針 2019」で新しく提起された重要な改革は,次の2つです.

1つは,「真に地域医療構想の実現に資するものとする観点から必要な場合には,消費税財源を活用した病床のダウンサイジング支援の追加的支援方策を講ずる」(60 頁) ことです. これは「骨太方針 2018」の「病床のダウンサイジング支援の追加的方策を検討する」(56 頁) の具体化と言えます.

もう1つは,「精神病床については,認知症である者を含めその入院患者等が地域の一員として安心して自分らしい暮らしをすることができるよう,精神障害にも対応した地域包括ケアシステムの構築など基盤整備への支援等を講ずる」としたことです (60 頁). 私は,地域包括ケアの対象を精神障害者にも拡張することは妥当だと思います.

ここで見落としてならないことは,この方針は,「諸外国と比べて高い水準にとどまる入院日数の縮小を目指す」方針の一環として,示されていることです. 現在,「地域医療構想」の「2025 年の医療機能別必要病床数の推計」からは精神病床は除外されていますが,この方針は,精神病床も「地域医療構想」に組み込み,それの削減を目指すことを示唆したものと言えます.

5 2020 年度診療報酬改定の中心は調剤料引き下げ

「医療・介護制度改革」の最後の「(iv) 診療報酬・医薬品等に係る改革」で注目すべきことは,診療報酬本体の改革についてほとんど触れていないことです. このことは,2020 年度の医療機関に係る診療報酬改定が 2018 年度改定と比べてマイナーなものになることを示唆しています. 私は 2018 年度

診療報酬・介護報酬同時改定で，2025年度に向けた改革の大枠は示された
と判断しています．

　この項の2020年度診療報酬改定に係る記載の肝は，次の1文と思います．
「調剤報酬について，2018年度診療報酬改定の影響の検証やかかりつけ機能
の在り方の検討等を行いつつ，地域におけるかかりつけ機能に応じた適切な
評価や，対物業務から対人業務への構造的な転換の推進やこれに伴う所要の
適正化等，2020年度診療報酬改定に向け検討する」（62頁）．

　このことは，2020年度診療報酬改定では，かかりつけ機能を果たさず，
患者に薬を出すだけの業務しかしていない薬局の調剤報酬が大幅に引き下げ
られること，およびそれが引き金になって薬局の再編が進むことを示唆して
います．

第3節　「骨太方針2020」の社会保障・医療改革方針を どう読むか？

（2020年8月）

はじめに

　安倍晋三内閣は2020年7月17日「経済財政運営と改革の基本方針2020
～危機の克服，そして新しい未来へ～」（以下，「骨太方針2020」）を閣議決
定しました．本節では，その全体像を簡単に示した上で，それに含まれる社
会保障・医療改革方針を，2019年（以前）の「骨太方針」との異同を中心に
検討します［以下，年号のない月・日の記載はすべて2020年］．

1 「新たな日常」の定義は示されていない

「骨太方針2020」全体のキーワードは、コロナ後の「新たな日常」の実現とそれを支えるための「デジタル化の推進」です。「新たな日常」は目次だけで9回も用いられ、本文でも約30回使われ、そのすべてが「　」付きで強調されています。

ただし、この新語の説明・定義はどこにも書かれていません。私は、当初「新たな日常」は、新型コロナウイルス感染症対策専門家会議が5月4日の「提言」で用いた、「新しい生活様式」と同じと思ったのですが、「骨太方針2020」ではそれよりはるかに広い意味でも用いられています（例：「新しい未来における経済社会の姿の基本的方向性」3頁）。

安倍首相がこの言葉を最初に用いたのは、5月4日の記者会見時で、このときは「三つの密を生活のあらゆる場面で、できる限り避けていく」と、専門家会議の「新しい生活様式」と同じ意味で用いました。しかし、5月14日の記者会見では、「コロナの時代の新たな日常を取り戻していく」等、より広い意味でも用いるようになり、「骨太方針2020」ではその意味がさらに拡散しました。

この用語の定義は西村康稔経済再生担当相の7月14日記者会見でも質問され、大臣は、それには「広い意味と狭い意味」があり、「広い意味で言えば、社会全体で社会構造、経済構造全体を考えていけば（以下略）」と、しどろもどろの説明をしました。

「新たな日常」が「骨太方針2020」の「マジック・ワード（呪文）」になっていることは、どの分野の改革でも明確な理念を持たず、政権を維持するために、新しい人目を引く新語を次々と作っては、使い捨てていく安倍内閣の特徴をよく示しています。

「新たな日常」の早期実現の柱は5つで、第1の柱が「デジタル化」とされ、特に「デジタル・ガバメントの構築」が「一丁目一番地の最優先政策課

題」とされています（5 頁）．ただし，「骨太方針 2020」は，「骨太方針 2019」でも「行政サービスの 100％デジタル化を目指す」（53 頁）と明記していたこと，遡れば，2001 年の政府決定「e-Japan 戦略」（森喜朗内閣）も「我が国が 5 年以内に世界最先端の I T 国家となることを目指す」と宣言していたことには触れていません．過去の政策の総括・反省を一切しないことは，安倍内閣のもう一つの特徴と言えます．

2 「全世代型社会保障」が消失！？

「骨太方針 2020」の第 3 章「『新たな日常』の実現」では，各分野の施策が示されていますが，今までの「骨太方針」で定番だった「社会保障」の見出しがありません．驚いたことに，「骨太方針 2019」の社会保障改革でキーワードになっていた「全世代型社会保障」もほぼ消失しています（厳密には，17 頁で小さく 1 回だけ使われています）．これは「全世代型社会保障検討会議最終報告」のとりまとめが 2020 年末に先延ばしされたためとも思いますが，安倍首相お気に入りの「全世代型社会保障」という用語がいかに軽いかの現れとも言えます．

3 「医療提供体制の強化」が登場したが……

医療関係者が「骨太方針 2020」でもっとも注目すべきことは，「医療提供体制の強化」が，「骨太方針」で初めて用いられたことです（9 頁）．この点は，「骨太方針 2019」（60 頁）で，「医療提供体制の効率化」（内容的にはそれの縮小）が掲げられていたのと様変わりしています．第 2 期安倍内閣のそれ以前（2013 〜 2018 年）の「骨太方針」でも「医療提供体制（全般）の強化」または「充実」が掲げられたことはありません．今回「医療提供体制の強化」が掲げられたことは，本書序章第 1 節での「中期的，数年単位で考えればコロナ問題は，今後の医療分野への『弱い』追い風になる」との私の予測

を裏付けるものと言えます.

　ただし, コロナ対応の改革を除けば, 「医療提供体制の強化」の各論はまったく書かれていません. これを行うためには, 「地域医療構想」の大幅な見直しが不可欠ですが, それにも全く触れていません. そもそも「地域医療構想」という用語そのものがほとんど使われていません.

　私が一番問題だと思うのは, コロナ危機のために大半の医療機関が経営困難に陥っているにもかかわらず, それに対する対策がほとんど書かれていないことです. 31 頁には, 「累次の診療報酬上の特例的な対応や新型コロナウイルス感染症緊急包括支援交付金等による対策の効果を踏まえつつ, 患者が安心して医療を受けられるよう, 引き続き, 医療機関・薬局の経営状況等も把握し, 必要な対応を検討し, 実施する」と書かれています. しかし, これは 2021 年度予算で対応すると述べているに等しく「今そこにある危機」に対する緊張感に欠けると思います.

4　オンライン診療の拡大は先送り

　「骨太方針 2020」が策定される前には, 規制改革推進会議や経済界, 「日本経済新聞」等が, コロナ感染が収束するまでの「時限的措置」として 4 月に超法規的に導入された初診患者のオンライン診療の「恒久化」を執拗に求めていました.

　しかし, 「骨太方針 2020」では, それは見送られ, (医療・介護分野におけるデータ利活用等の推進) の項で, 以下のように書かれました. 「オンライン診療等の時限的措置の効果や課題等の検証について, 受診者を含めた関係者の意見を聞きエビデンスを見える化しつつ, オンライン診療や電子処方箋の発行に要するシステムの普及促進を含め, 実施の際の適切なルールを検討する」(31 頁).

　この検討は 8 月以降, 再び, オンライン診療の指針見直し検討会等で行われることになります. そこで, 「エビデンスに基づく」検討がなされること

を期待します．なお，4月に安倍首相・官邸が，「"規制改革"を錦の御旗に専門家の意見を無視して［初診患者のオンライン診療］をごり押し」した経緯は，山口育子氏（ＣＯＭＬ理事長）が詳しく証言しています（『ＣＯＭＬ』2020年5月号（357号）「ＣＯＭＬメッセージ」）．

5 「予防・健康づくり」は後景に

「骨太方針 2019」の「社会保障」改革では「予防・重症化予防・健康づくりの推進」が柱の一つとされ，「医療・介護制度改革」の前に，細かい施策が55行も書かれていました．それに対し，「骨太方針 2020」では「予防・健康づくり，重症化予防の推進」は，「医療提供体制の構築等」の後景に退き，記述も15行に減りました（32頁）．これは予防・健康づくりの推進で医療・介護費が抑制され，しかも「ヘルスケア産業」が成長産業化するとの経済産業省の主張がエビデンスに基づかないファンタジーであることが，安部内閣内でも認識されるようになったためかもしれません．

この項では新たに「かかりつけ医等が患者の社会生活面での課題にも目を向け，地域社会における様々な支援へとつなげる取組についてモデル事業を実施する」と書かれました（32頁）．実は7月8日に公表された「骨太方針 2020（原案）」では，「いわゆる社会的処方についてモデル事業を実施し，制度化に係る課題を検討する」と先走った記述がされていましたが，「骨太方針 2020」では「社会的処方」は本文から削除され，注に移されました．

私は，「患者の社会生活面での課題にも目を向け」ることには大賛成ですが，日本に，イギリスのＮＨＳ発祥で，人頭払い主体のＧＰ主導の「社会的処方」を新たに導入するよりは，現在進められている地域包括ケア・地域共生社会づくりの取り組みで「多職種連携」を強める方が合理的・現実的と考えます．

補　節　日医総研「日本の医療のグランドデザイン 2030」を複眼的に読む

（2019 年 6 月）

はじめに──10 年ぶりの『グランドデザイン』

　横倉義武日本医師会総合政策研究機構（以下，日医総研）所長・日本医師会会長は，2020 年 3 月 27 日の定例記者会見で『日本の医療のグランドデザイン 2030』（以下，『グランドデザイン 2030』）が完成したと報告しました．『グランドデザイン』は 2000 年に最初に発表され，以後，2003 年，2007 年，2009 年に改定され，今回は 10 年ぶりの改定です．従来はいずれも 100 頁前後でしたが，今回はその 4 倍の 404 頁の大作で，内容もきわめて多岐にわたっており，日本医師会版の医学・医療百科事典とも言えます．ただし，横倉所長によるとこれは「最終成果物ではなく，今後さまざまな意見を聴取することで，内容を修正，成熟させる」予定だそうです（「日医ニュース」4 月 20 日）．

　『グランドデザイン 2030』は日医総研のホームページに全文掲載されていますが，その詳しい報道はありません．また，404 頁と大部であるため，医療関係者が全体をすぐに読み通すのは困難と思います．そこで，本節では，まずそれの構成と概略を，過去の『グランドデザイン』や最近の政府（特に経済産業省）サイドの医療・社会保障改革関連文書との異同にも触れながら，述べます．次に，私が医療関係者必読と思う記述を紹介します．最後に，一部の記述・提言についての私の率直な疑問を書きます．本節を読んで興味を持った読者には，『グランドデザイン 2030』の目次（7 頁）をていねいに読み，興味のある部分・テーマから読み進めることをお奨めします．

1　構成・概略と過去の『グランドデザイン』との違い

　『グランドデザイン』には，横倉所長の序文（「日本の医療のグランドデザイン 2030 作成に向けて」）が付けられ，本文は第 1 部「あるべき医療の姿」，第 2 部「日本の医療　現状と検証」の 2 部構成です．多くの記述は，日医総研研究員（20 人）が無署名で執筆していますが，一部は権丈善一氏，中村祐輔氏，村上正泰氏，佐藤敏信氏等，高名な研究者（多くは日医総研客員研究員）が署名入りで執筆しています．

　「はじめに」で述べたように，内容は非常に多岐にわたっており，それの多くには日医総研が今までに発表した「ワーキングペーパー」の裏付けがあります．もっともよく引用されているのは，一連の「日本の医療に関する意識調査」です．ただし，医療保険制度や医療提供体制の改革の「グランド・デザイン」はまとまっては示されていません．

　過去の『グランドデザイン』はすべて日本医師会発行で，（建前上は）内容のすべてが日本医師会の公式見解とされていました．最初に発表された『2015 年の医療のグランドデザイン』（2000 年）のように，当時の会長（坪井栄孝氏）の個人的主張（「自立投資概念」等）が前面に出されていたこともあります．

　しかし，『グランドデザイン 2030』は日医総研発行で，しかも横倉日本医師会会長は，日医総研所長名の序文で，以下のように抑制的に書いています．「テーマについての論述は，担当する研究員がそれぞれの考察に基づき自由に素材を提供した．その素材を基に編集責任者が編集を行った．ここではテーマごとの方向性を統一することを企図してはいない．全体を貫く共通の認識を踏まえた上で独自性を尊重し編集を行っている」．これは，現在の日本医師会が日医総研内外の研究者の意見の自由や多様性を尊重し，日医総研の開かれた運営をしていることの現れであり，大変好ましいと思います．

2 格調高い医療の根本理念

　横倉所長の序文には，もう一つ注目すべき記述があります．それは，横倉所長が「医学の社会的適応である医療は，また社会的共通資本であるべき」と，日本医師会の従来の見解を述べた上で，次のように踏み込んで主張していることです．「**人は，有能かどうかなど，そのありようにかかわらず，悪意のある人や犯罪者ですら，医療に守られる対象であらねばならない**．医療は，一人ひとりの必要に応え，一人ひとりを守り続ける」（ゴチックは二木）．私の記憶では，ここまで踏み込んで医療の平等性を強調した医師会幹部はいません．このような崇高な精神は，『歎異抄』の「悪人正機説」（「弥陀の本願には老少善悪の人をえらばず」，「善人なおもつて往生をとぐ．いわんや悪人をや」等）に通じると感銘を受けました．

　これに対応して，本文第1部I「医療のミッションとあるべき医療の姿」の冒頭には，「人はひとたび生を受ければ，無条件で尊重され守られるべき存在である」と書かれています（2頁）．この記述は170頁，178頁でも強調され，『グランドデザイン2030』「全体を貫く共通の認識」になっています．

　この崇高な精神は，最近の政府（特に経済産業省サイド）の医療・社会保障改革文書が，予防医療の重要性を一面的に強調して，「生活習慣病」を個人責任と断じ，「生活習慣病」患者に対するさまざまなペナルティを提案しているのと対照的です．

　『グランドデザイン2030』も「生活習慣病」対策の重要性を強調していますが，そのほとんどで，「生活習慣病」と「ＮＣＤ（非感染性疾患）」という中立的用語を併記して使っており，それらが個人責任であるとも記述していません．逆に，第2部のI「医療と社会」の（3）「格差拡大と健康」では，両者の関係や，格差縮小に向けた対応をていねいに（良い意味で教科書的に）記述しています（185〜198頁．無署名）．

3　医療関係者必読の 4 論文

　上述した横倉所長の序文と「格差拡大と健康」以外で，私が医療関係者必読と思ったのは，以下の 4 つの署名論文です．

　第 1 は，第 1 部Ⅱ—2—（4）**「財源論」**です（**権丈善一**慶應義塾大学商学部教授執筆．92-104 頁）．本論文は「国民経済と社会保障」，「給付先行型福祉国家と今後の財政運営」，「財政のフローと公的債務のストックをつなげるドーマー条件」，「全員野球型の財源調達」，「財政運営の留意点」について簡潔に述べた上で，日本医師会医療政策会議『平成 28・29 年度報告書：社会保障と国民経済——医療・介護の静かなる革命』の財源論のポイントを紹介しています．最後に「全世代型社会保障への留意点」で，「全世代型の社会保障への転換は，世代間の財源の取り合いをするのではなく，それぞれ必要な財源を確保することによって達成を図っていく必要がある」と結んでいます（104 頁）．本論文は，「医療保障の財源論」についての格好の入門論文になっています．財源論に興味のある読者には，これと併せて，上述した医療政策会議報告書（特に序章・第 1 章・第 2 章・第 6 章）を読むことをお奨めします．

　第 2 は，第Ⅰ部Ⅱ—4—（1）**「がんとの闘い：個別化医療のあるべき姿」**です（**中村祐輔**がんプレシジョン医療研究センター所長．124-131 頁）．中村祐輔氏は「オーダーメイド医療」概念（個別化医療，プレシジョン医療）の提唱者であり，「ゲノム（遺伝子）」というキーワードによって，がん医療の場で起こりつつある革命的変化を中心に 2030 年のがん医療の姿を明快に予測しています．私が一番注目したことは，ＤＮＡ解析コストが 2001 〜 2017 年間に約 100 万分の 1 に低下したことです．中村氏は，このコストは今後も低下すると期待し，「2030 年にはゲノム情報が一般診療の中で日常的に利用される」と予測しています．私は，ＤＮＡ解析コストの劇的低下と同じことが，現在は超高価格が社会問題化している一部の抗がん剤等のコスト・価格についても相当程度生じる可能性は十分あると思います．

第3は，第2部I—2—(1)「**予防医療 現状と検証**」です（佐藤敏信久留米大学特命教授執筆．199-209頁）．佐藤氏は，予防医療を一次予防，二次予防，三次予防に分けた上で，それぞれを厳密に検証しています．そのポイントは以下の通りです．「一次予防は，一定の意義はあるものの『絶対ではない』」（202頁）．「世界の動向」（ランダム化比較試験（RCT）の結果）に基づけば，二次予防（健診・検診）の健康増進効果は確認されていない（204-205頁）．「健診が仮に有効としても，別の効果・影響もあるということを忘れてはならない」（205頁）．「本来ならある一つの健診の本格導入の前に，RCT等で一定の効果を確認してから開始すべきであったはずだが，『早期発見はできるし，それを早期に治療すれば，予後は必ずいいはず』との臨床的な経験に基づいて開始されたものがほとんどである．しかし，（中略）科学的には明確に健診・検診の効果を証明できないまま今日に至っている」（206頁）．厚生労働省の元健康局長である佐藤氏が，ここまで率直に予防医療政策の問題点を指摘した勇気に感銘を受けました．

第4は，第2部IV—7「**医療技術の進歩と経済評価**」です（村上正泰山形大学大学院医学系研究科教授執筆．387-392頁）．本論文は「医療経済評価の留意点」として，次の3点を簡潔に示しています．①「医療経済評価の政策上の活用方法：価格調整を基本とすべき」（非常に高額な価格を所与の前提とせず，その効果で評価すべき），②「費用対効果評価の測定上の課題や倫理的問題」，③「費用抑制と研究開発との関係」．①と②については私を含めた多くの研究者がすでに指摘していますが，③で村上氏が以下のように述べているのは新鮮で，現在の医療技術の経済評価の盲点を突いていると思いました．「社会保障制度を担う公的医療保険を通じた研究開発支援は，制度本来の目的にそぐわない……．（中略）研究開発支援は補助金などを通じて行うべきものである．（中略）医療分野においてもイノベーションが推進される中，充実させるべきは医療費を通じた過度な後押しではなく，これらの研究開発補助金などの予算措置であろう」（392頁）．

4　4つの記述・提案には疑問

　私は横倉所長の序文を含めて『グランドデザイン2030』の大半の記述や提言に賛同します．しかし，個々の記述にはいくつか疑問もあります．それらのうち，私が今後の医療政策を検討する際，特に重大だと思う点を4点あげます．ただし，これらはいずれも日本医師会の公式見解ではなく，執筆者（日医総研研究員．すべて無署名）が「自由に素材を提供した」ものです．

　第1は，第2部Ⅱ-2「医療保険財政」で，「国民医療費の推移」（1954～2016年）を名目値でのみ示していることです（236頁）．しかし，権丈論文が指摘し（92頁），横倉日本医師会会長もことあるごとに強調しているように，国民医療費の規模は名目値ではなく，「対ＧＤＰ比」でみるべきです．名目値のみを示すのは，経済産業省等が国民医療費の規模や伸び率を過大に表示し，国民医療費高騰論をあおり立てる際の常套手段です．

　第2は，同じく第2部Ⅱ-2で，医療保険の「被保険者の意識改革」のために保険者が個人単位の「医療費財源明細通知」の発行を，及び第2部Ⅱ-4「医療関連データの国際比較」で，同じく個人単位の「社会保障通知」の発行を提案していることです（249，274頁）．しかし，これは小泉純一郎内閣が閣議決定した「骨太方針2001」で提案されたが，厚生労働省や日本医師会等の強い反対で撤回された「社会保障個人会計システム」の二番煎じであり，とても賛成できません．当時，私はこれを以下のように批判しました．

　「社会保険制度は，社会連帯の視点から，個人の自己責任では対応しがたい不測の事態に社会的に対応することを目的としており，特に医療保険と介護保険は個人レベルで『給付と負担』がまったく対応しないことを前提として制度設計されている……．／そのために，もしこの社会保障個人会計システムを導入すれば，加入者間の損得論議が先鋭化し，社会連帯の理念が希薄化することになる」（『21世紀初頭の医療と介護』勁草書房，2001，58-59頁）．

　第3は，同じく第2部Ⅱ—2中の「高額療養費の応能負担と新たな財政調整」です（249頁）．この提案は次の2つから成ります．①高額療養費の上限の所得比例化，②それによる高所得者の負担増加に対応して「任意加入の保険を創設し，加入者本人の負担分を賄うほか，剰余金で巨額な高額療養費が発生した保険者に対する支援を行う」．しかし，①は「報酬比例で保険料を負担し，サービスを受ける際は，平等に給付を受ける」という社会保険の理念（山崎泰彦氏）に反します（『地域包括ケアと医療・ソーシャルワーク』勁草書房，2019，128頁）．

　②は，国民皆保険（公的保険）に民間保険を公式に組み込むことを意味し，「社会保障として必要かつ十分な医療を確保しつつ，患者の視点から質が高く最適の医療」をカバーする公的保険の役割の否定に繋がりかねません（カッコ内は，2003年に小泉純一郎内閣が閣議決定した「医療保険制度体系及び診療報酬体系に関する基本方針について」の表現です）．現実問題としても，高所得者の大半は，十分な預貯金を持っているか，自己負担を補填する既存のさまざまな民間保険（特約を含む）にすでに加入していると思われるため，新たな民間保険の「需要」はほとんど期待できません．

　第4は，第2部Ⅲ—2「地域医療体制の現状」の最後で「他の職種，特にNP（ナース・プラクティショナー）やPA（フィジシャン・アシスタント）への仕事の移譲，またNPやPAを促進する場合，法改正が必要となるが，この議論を進め速やかに結論を出す必要がある」と，唐突に書いていることです（347頁）．日本医師会は医師不足への対応策として，職種間の「タスクシフティング」は提唱していますが，NPやPAの制度化には否定的な見解を公表しているし，私もそれに賛成です．日医総研（研究員）がこのような公式見解を無視して，NPやPAの制度化を提案するのは，軽率と思います．

第5章　医療経済・政策学の基礎知識と論点

　本章では第1節で医療経済・政策学の基礎知識を解説し，第2-4節で医療経済・政策学に関わる3つの論点について深堀りします．

　第1節では，以下の5点について解説します．①経済学には2つの潮流がある．②「効率」は医療費抑制と同じではない．③医療の効率を考える上での留意点は3つある．④医療効率・医療の経済評価を行う主な手法は3つある．⑤医療の経済評価では短期的視点と長期的視点を区別する必要がある．

　第2節では，新古典派経済学や医療社会学で絶対化されがちな，患者の「(医療機関) 選択の自由」には限界や制約がある理由を述べ，「自由と責任の組み合わせ」にも「最適比率」があるとのフュックス教授の警告を紹介します．

　第3節では，医療政策の3つの目標（医療の質，アクセス，費用）の3つを同時に満たすことはできないとの「トリレンマ説」を検討し，以下の3点を指摘します．①それは「詠み人知らず」の通説・俗説で，明確な根拠を示した文献はない．②それに対する「反証」はいくつも存在する．③医療政策の目標には上記の3つ以外にも，さまざまなものが提案されている．

　第4節では，医療の効果や「医療の質」をアウトカムや「客観的根拠」のみで評価する風潮を批判し，以下の3点を明らかにします．①医療の質評価の原点であるドナベディアンの著作は，「プロセス」と「アウトカム」を同格で扱い，しかも「アウトカム」に患者・医療従事者の「満足」も含んでいる．②「質に応じた評価」（P4P）は，「アウトカム」よりも「プロセス」を重視している．③EBMは「科学的根拠に基づく医療」ではなく，科学的根拠と患者の価値観・期待，臨床的な専門技能の3要素を統合している．

　なお，第1章の第4節「保健医療の費用対効果評価に『労働（生産性）損失』を含めるべきか？」と第5節「予防・健康づくりで個人に対するインセンティブや『ナッジ』はどこまで有効か？」も医療経済・政策学の重要論点です．

第1節　医療経済学の視点・基礎知識と最近のトピックス

（2019 年 11 月）

はじめに

　日本では，今後，超高齢社会化により医療ニーズが急増する反面，厳しい財政事情のためニーズの増大に対応して，それの財源を大幅に拡充することは困難である．そのために，医療専門職には，効果的・効率的な医療を公平に提供することが求められるようになっており，そのためには，医療経済学の基礎知識が不可欠である．

　本節では，以下の 5 点について解説する．①経済学には 2 つの潮流がある．②「効率」は医療費抑制と同じではない．③医療の効率を考える上での留意点は 3 つある．④医療効率・医療の経済評価を行う主な手法は 3 つある．⑤医療の経済評価では短期的視点と長期的視点を区別する必要がある．

1　経済学には 2 つの潮流がある

　まず強調したいことは，自然科学や医学と異なり，経済学を含めた社会科学には，常に複数の潮流・学説があることである．自然科学や医学でも，自然現象や疾病の理解について論争があることは珍しくないが，長期的に見れば，実験や実証研究が積み重ねられることにより，1 つの見解・理論に収斂するのが普通である．それに対して，社会科学では社会・人間についての異なる見解・学説（多くの場合は根本的な価値観の対立も含む）が存在・併存するのが一般的で，長期的にもそれらが 1 つに収斂することはほとんどない．

経済学および医療経済学にもさまざまな潮流・学説があるが，現在では次の２つが有力である．１つは市場原理に基づく資源配分を絶対化する「新古典派」，もう１つは市場の役割を認めつつもそれが各国の制度・歴史に制約されることを強調する「制度派」である．経済学全体では新古典派が主流だが，医療経済学では制度派が有力である．日本で最も高名な制度派経済学者は故宇沢弘文先生であり，先生は医療を「社会的共通資本」と位置づけた．この立場からは，医療は，市場原理（支払い能力）ではなく「ニーズ」に基づいて，国民・患者に公平に提供すべきとされる．

経済学の潮流についての最新・最良の著書は**権丈善一『ちょっと気になる政策思想——社会保障と関わる経済学の系譜』**（勁草書房，2018）である．なお，私は本書の書評（本章末の「コラム」）の最後で，以下のように述べた．「最後に，本誌［『日本医事新報』］の読者が経済学者の書いた本や論文を読む際のアドバイスを２つします．１つは，その著者が経済学のどちらの系譜に属するのかをチェックすることです．『左側』と『右側』では，政策提言はもちろん，『問いの設定』もまったく異なるからです．もう１つは，執筆者が事実認識と価値判断（政策提言）を峻別しているかです．両者を区別せず，『経済学的には○○である』と断定的に書いている執筆者は要注意です」．ちなみに，私自身は事実認識と価値判断を峻別し，後者について述べる時は，「私は○○と考えている（考える）」と明記するようにしている．

2 「効率」は医療費抑制とは同じではない

私は医療経済学を学ぶ上で一番重要なことは，経済学的な意味での「効率」について正確に理解することであると考えている．効率とは原理的には「資源（コスト）」をもっとも有効に用いて最大の効果を引き出すこと，費用対効果比を改善することであり，医療費抑制とは原理的に異なる．

現実には，医療の効率化により医療費が節減されることが多いが，逆にそれにより医療費が増える場合が少なくとも２つある．１つは，費用は増える

がそれ以上に大きな効果を生み出す新しい画期的な医療技術が開発された場合．もう1つは，医療ニーズに比べて，医療供給が不足している分野では，医療効率化による在院日数の短縮により総医療費が増加する．その好例が，脳卒中の早期リハビリテーションで，それにより，廃用症候群の予防，機能障害やADLの改善等の医学的効果が向上するだけでなく，平均在院日数も短縮する．その結果，入院患者1人当たりの医療費は減少し，医療効率は向上するが，平均在院日数の短縮に伴い，入院患者総数が増加することにより，総医療費は逆に増加する．

　そのため，最近の医療の経済評価（費用対効果評価）では，費用を増やす新技術・サービスでも，既存の医療技術・サービスに比べて「増分費用効果比」が優れているまたは過大な費用増加をもたらさない場合（**暫定の「基準値」は年間500万円．透析費用とほぼ同額**）には，公的医療保険での給付が許容されるようになっている．

　政府公式文書で，経済学的に正しい「効率・生産性（向上）」の包括的説明を初めてした文書は，厚生労働省・新たな福祉サービス等のあり方検討プロジェクトチーム「誰もが支え合う地域の構築に向けた福祉サービスの実現─新たな時代に対応した福祉の提供ビジョン」（2015年9月．通称「新福祉ビジョン」ウェブ上に公開）である．それの改革の第2の柱「サービスを効果的・効率的に提供するための生産性」では，まず「生産性とは，生産資源の投入量と生産活動により生み出される産出量の比率として定義され，投入量に対して産出量の割合が大きいほど効率性が高いことを意味する」と述べ，次に「生産性向上に向けた具体的な取組」として，「①先進的な技術等を用いた効率化」，「②業務の流れの見直し等を通じた効率化」，「③サービスの質（効果）の向上」の3つをあげている（「ビジョンの」包括的分析は，二木立『地域包括ケアと福祉改革』勁草書房，2017，56-67頁）．

　医療政策で「効率」（「良質で効率的な医療」）が提起されたのは，1987年の厚生省「国民医療総合対策本部中間報告」が最初だが，その時には「効率」の定義は示されず，しかもそれはほとんど医療費抑制政策と同じ意味で

使われた．それ以降も，厚生労働省の医療政策の公式文書で「効率［・生産性（向上)]」の定義が示されたことはない．

3　医療の効率を考える上での留意点は3つある

　以上述べた効率の定義は，医療に限らず一般のモノやサービスの生産にも共通している．私は，医療の効率を考える場合には，以下の3点に留意する必要があると考えている．①医療効率を考える前提として，国民・患者が最適な医療を受ける権利を公平に保障する．②資源（コスト）の範囲を広く社会的次元で把握し，公的医療費以外の私的な医療費負担，金銭表示されない資源・費用（家族介護やボランティア等）も含む．③効果を総合的，多面的，科学的に評価する．これら3つのうち，①は私の価値判断だが，②と③は医療経済学研究者の共通の理解である．

　私がこの3原則を提起したのは1989年第10回九州地区理学療法士・作業療法士合同学会特別講演「リハビリテーション医療の効果と効率を考える」（二木立『90年代の医療』勁草書房，1990，90-122頁）である．私は，この視点は故宇沢弘文先生の「社会的共通資本」に通じると考えている．

　上記②の視点に基づき，公的医療・介護費（「マネーコスト」）に家族介護等の「インフォーマルケア費用」を加えた，**在宅・地域ケアの「リアルコスト」は，施設ケアよりも高い**．この点についての最新文献は2017年のOECD報告書で，加盟15か国のデータに基づいて，重度の障害高齢者の在宅フォーマルケアの1週当たり費用は12,000米ドルであり，施設ケアの費用9,000ドルを大幅に上回っていると報告している（"Tackling Wasteful Spending on Health" 2017,pp.208-209)．

　最近は，厚生労働省幹部もこのことを公式に認めている．鈴木康裕保険局長（現・医務技監）は次のように述べている．「大事なのは，在宅が安いと思われがちですが，サービスを〝移動〟して提供しなければいけないので，明らかに機会費用が生じます．特に医師は人件費が高く，移動が高額になりま

す．その意味では，本当に孤立した自宅が効率的なのか，それともサ高住の
ように集まって居住し，下の階や近隣に診療所や訪問看護ステーションがあ
る方がよいのか，在宅のサービス提供のあり方を考えなくてはいけません」
（『病院』2016 年 12 月号：930 頁）．

　この点に関連して，厚生労働省の地域包括ケア政策について見落とすべき
ではないことを 2 つ指摘する．①厚生労働省が目ざしているのは「自宅（マ
イホーム）中心」のケアではなく，「在宅中心のケア」であり，「在宅」には
自宅だけでなく，有料老人ホームやサ高住［サービス付き高齢者向け住宅］，
さらには特別養護老人ホーム等，病院以外の施設が含まれる．②厚生労働省
は地域包括ケアの推進により医療・介護費が抑制できるとは言っていない．
私は，この 2 つは合理的であると考えている．

4　医療効率・医療の経済評価を行う主な手法は 3 つある

　次に，医療効率・医療の経済評価を行う手法についてごく簡単に紹介する．
この学問領域は以前は「臨床経済学」と呼ばれることが多かったが，現在で
は「医療の経済評価」という用語が定着している．主な手法は 3 つあり，提
唱された順に，費用便益分析，費用効果分析，費用効用分析である．学問的
には，近年は，「効用」を Q A L Y（質調整生存年）で測定する費用効用分析
が主流になっているが，Q A L Y には人間の命を価値付けするとの強い批判
がある．この難問を避けるためには，医療の経済的評価では，「効果」を実
物表示する（機能障害や A D L の改善等）費用効果分析の方が望ましいと私は
考えている．

　経済評価を行う場合，「介入群」の費用に「介入費用」を加えることが不
可欠である．これを含めないと，見かけ上の費用抑制・効率化が生じる．そ
の典型が，生活習慣病予防のための健診・保健指導事業の経済評価での介入
費用の無視である．例えば，厚生労働省「特定健診・保健指導の医療費適正
化効果等の検証のためのワーキンググループ」の「中間とりまとめ」（2014

年 11 月）は，特定保健指導の積極的支援の参加群の 1 人当たり外来医療費
は非参加群に比べ，年間 5000 ～ 7000 円低いと発表したが，参加群の介入費
用は 1 人当たり約 18,000 円であり，外来医療費「節減」額を大幅に上回っ
ている（二木立『地域包括ケアと地域医療連携』勁草書房，2015，206 頁））．

　今後は医薬品・医療技術の費用（製造原価等）が高いことを理由にした診
療報酬の高い値付けは望めない．例えば，2018 年 4 月の診療報酬改定では，
ロボット支援手術の保険適用は拡大されたが，それの内視鏡下手術に比べた
有意性は示されなかったため，「加算」は見送られた（「2018 年診療報酬改定
でのロボット支援手術の保険適用拡大の政策的・歴史的評価」，二木立『地域包括
ケアと医療・ソーシャルワーク』勁草書房，2019，108-122 頁）．

5　医療の経済評価では短期的視点と長期的視点を区別する必要がある

　例えば，脳卒中のリハビリテーションを発症後早期から開始するとともに，
「病院・施設間ネットワーク」（今流に言えば，「地域包括ケア」）を徹底した
場合，「短期的」には総費用は相当削減できる．ただし，脳卒中患者の多く
は，たとえ本格的にリハビリテーションを行っても，なんらかの障害が残る
ことが普通なので，「長期的」には脳卒中の再発や他疾患の併発により，累
積医療費が増加する可能性が高い．言うまでもなく，だからリハビリテーシ
ョンは不要とはならない．リハビリテーションは費用抑制ではなく，あくま
で患者・障害者のＱＯＬの改善を目的とすべきである．

　このことは健康増進・予防活動等にも当てはまる．例えば，禁煙により禁
煙者の医療費は短期的には減少するが，余命の延長で生涯・累積医療費は増
加する．しかし禁煙は，短期的にも長期的にも，本人の健康だけでなく，家
族・社会のＱＯＬを改善する．安倍晋三内閣の「全世代型社会保障改革」で
は「健康寿命延伸プラン」が柱となっており，それにより医療・介護費が抑
制されると見込んでいるが，この前提はきわめて危うい．

第2節　患者の「(医療機関) 選択の自由」は絶対か?

（2019 年 8 月）

はじめに

　私は 2019 年 1 月に『地域包括ケアと医療・ソーシャルワーク』(勁草書房) を出版し, 7 月にある社会科学系学会の関東部会で,「合評会」をしていただきました. そこで, 社会学の新進気鋭の研究者の評者は, 地域包括ケアシステムの実態は「システム」ではなく,「ネットワーク」との私の主張に賛同しつつ,「地域包括ケアを通じた保健医療福祉等のネットワークの構築が, 利用者にとっての選択の自由の余地を狭める可能性」を指摘しました.

　これを聞いて, 市場メカニズムによる資源配分を絶対化する新古典派経済学者だけでなく,「専門職支配」を批判する社会学者も, 消費者・患者の「選択の自由」を非常に強調することに思い至りました. 例えば, 高名な上野千鶴子氏 (社会学・フェミニズム) は,『ケアのカリスマたち』(亜紀書房, 2015) で, 在宅医療・介護の「プロフェッショナル」の活動を高く評価しつつ,「当事者主権」・利用者の「選択の自由」を絶対化し,「医療主導で在宅ケアが進んでいくことへの危惧」・「危機感」を繰り返し表明していました.

　本節では, 患者の「(医療機関) 選択の自由」は絶対ではなく, 限界や制約がある理由を述べます.

1　「複合体」の患者囲い込みの複眼的評価

　この評者は,「ネットワークの構築」による患者の医療機関選択の自由を

問題視しましたが，医療分野では，それよりも，保健・医療・福祉複合体
（以下,「複合体」）による「患者囲い込み」が問題視されることが多いと思
います.

　実は，私自身も『保健・医療・福祉複合体』（医学書院，1998）で，「複合
体」の4つのマイナス面の第1に「地域独占」（「複合体」が患者・利用者を自
己の経営する各施設に「囲い込み」，結果的に利用者の選択の自由を制限するこ
と）をあげました.

　と同時に，私は次の注意喚起もしました.「患者・利用者の『囲い込み』
は，『複合体』の各施設のサービスの質が一定水準を保っている場合には，
必ずしも利用者の不利にはならず，逆に利用者の安心感を高める側面もあ
る」(40-41頁.『医療経済・政策学の探究』勁草書房，2018，328頁).

　つまり，医療では，患者は「(医療機関) 選択の自由」を絶対化せず，多
くの場合，それよりも「医療 (サービス) の質」を重視するのです. 私は，
「医療の質」には，保健医療福祉サービスが切れ目なく受けられること（継
続性）も含まれると判断しています. そして，この点で，単独の医療機関よ
り「複合体」の方が圧倒的に有利です.

　ちなみに，上野千鶴子氏の上掲書で，大規模複合体の事業責任者である小
山剛氏（2015年死去）は，上野氏の上記主張に対し，「地方に大型量販店が
できると，買い物客はそちらに流れてしまい，商店街が寂れてしまうのと同
じ構図に見えますよ. でも，それを選択するのは消費者ですよ」と指摘し，
上野氏も「おっしゃるとおりですが，選べるほどの選択肢があるかどうか」
と弁解しました（179頁).

2　「緩やかなゲートキーパー」の提唱

　国際的にみると，患者の医療機関「選択の自由」は日本が世界一との評価
が定着しています. 国営・公営医療のイギリスや北欧諸国では，国民は原則
として，特定の「かかりつけ医」（ＧＰ）への登録を義務づけられ，その医

師の紹介なしに病院を受診することはできません．アメリカは「自由医療」の国と言われていますが，近年はマネジドケアおよびそれに対抗した医療機関の統合組織（Integrated Delivery Systems/Networks）が急増したため，患者は自己が加入している（民間）保険が契約していない医療機関の受診を大きく制約されています．

　それに対して，日本では，従来，国民皆保険制度の下で，「いつでも，どこでも，誰でも」医療を受けられるようになっています．

　しかし，「社会保障制度改革国民会議報告書」（2013年8月）は，以下のような，重要な問題提起をしました．「ともすれば『いつでも，好きなところで』と極めて広く解釈されることもあったフリーアクセスを，今や疲弊おびただしい医療現場を守るためにも『必要な時に必要な医療にアクセスできる』という意味に理解していく必要がある」，「この意味でのフリーアクセスを守るためには，緩やかなゲートキーパー機能を備えた『かかりつけ医』の普及は必須」（24頁）．

　これが導入されれば，患者の医療機関「選択の自由」はある程度制約されますが，「疲弊おびただしい医療現場を守る」ために不可欠と言えます．

3　過度の選択の自由は消費者の効用を減らす

　さらに，最近の実証研究では，過度の「選択の自由」が逆に，消費者・患者の「効用（主観的満足）」を低下させることも明らかにされています．

　このことを最初に指摘したのは，複雑系科学の創設者の1人であるハーバート・サイモン（1978年ノーベル経済学賞受賞）です．氏は，「限定合理性」（bounded rationality）という概念を提唱し，人間の情報収集・計算能力には限界があるため，新古典派経済学の前提とする完全情報に基づく完全合理性と効用の極大化はありえず，人間は現実には「合理性の限界」の枠内での選択を行っていると主張しました（塩沢由典『複雑系経済学入門』生産性出版，1997，207頁）．

　私の調べた範囲で，医療でこのことを最初に指摘したのは，制度派医療経済学の旗手であるトム・ライスＵＣＬＡ公衆衛生大学院教授です．氏が2006 年に発表した論文「選択の制限は社会的公正を増すことができるか？高齢者と医療保険」(Rice, T: *Milbank Quarterly* 84 (1) :37-73,2006) の要旨は以下の通りです．

　〈サイモンの「限定合理性」概念を支持する知見は膨大にあるが，医療政策の議論ではほとんど無視されている．このことは，高齢者が認知機能の低下を特徴とすることを考えると重大である．メディケア改革による処方薬給付プログラム［パートD．2003 年——二木］導入により，患者負担の選択肢がさらに増えるため，高齢者は意思決定における認知能力をさらに求められることになる．このプログラムでは，処方薬の患者負担には 40 以上の選択肢があり，高齢者はそれから１つを選ばなければならないからである．他面，最近多くの研究により，情報と選択肢がありすぎることが危険であることが明らかにされつつある．本研究では，意思決定科学，経済学および心理学の研究成果を統合することにより，医療保険での選択拡大政策により高齢者が直面している潜在的危険に注意を喚起するとともに，その危険を緩和し，高齢者の選択肢を減らすための政策を提案する．〉

　この後，ライス氏の指摘を裏付ける行動経済学等の実証研究が多数発表されています．

4　「自由と責任の組み合わせに最適比率」

　最後に，私が尊敬する医療経済学者・フュックス教授が「自由と責任との組み合わせ」にも最適比率があると指摘したことを紹介します．

　教授は，ジョージ・スティグラー（ミルトン・フリードマンと並ぶシカゴ学派の重鎮．1982 年ノーベル経済学賞受賞．強制加入の医療保険制度を否定）が，常に自由をすべての目標の上に置かなければならないと主張したことを以下のように批判しました．

　「経済学者が自由やその他の単一の目標を極大化することを欲して，様々な目標間の最適なバランスを求めないのは，私には奇妙に思われる．限界効用逓減の法則はやはり自由を含めてすべての目標に適用されるべきであるし，スティグラーが自由の付属物であるとした個人責任が拡大するほどそれの限界不効用も拡大すると考えるべきである．／つまり自由と責任との組み合わせに最適比率があると考えるのが合理的であろう．ただし，この最適比率は，自由の享受能力と責任の遂行能力の程度により，各人で変わってくるであろう」（『保健医療の経済学』勁草書房，1995［原著1986]，105頁).

第3節　医療政策の3大目標（質・アクセス・費用）の トリレンマ説の妥当性を考える

（2019年12月）

はじめに

　本節では，医療政策の目標について原理的に検討します．その直接の契機は，2019年7月に開かれたある社会科学系学会関東地方会での拙著『地域包括ケアと医療・ソーシャルワーク』（勁草書房）合評会の折に，新進気鋭の医療政策研究者から以下の質問をされたことです．「医療政策の3つの目標として，①医療の質，②アクセス，③費用があげられ，これら3つを同時に満たすことはできない（トリレンマ）と言われているが，それの根拠文献を教えて欲しい」．

　この言説（以下，「トリレンマ説」）は日本の一部（多数？）の医療政策研究者や医療関係者の間では自明のことと思われていますが，私自身はそれの妥

当性について以前から疑問を持っていました．そこで，この質問を機に，医療政策の目標についての日本語・英語文献について幅広く調べると共に，トリレンマ説の妥当性についての「思考実験」を重ねました．

　その結果，以下の3点が分かりました．①トリレンマ説は「詠み人知らず」の通説・俗説で，明確な根拠を示した文献はない．②トリレンマ説に対する「反証」はいくつも存在する．③医療政策の目標には上記3つ以外にも，さまざまなものが提案されている．以下，順に説明します．併せて，日本の医療政策の目標について論じた文献ではほとんど述べられていない，アメリカの医療政策の（政治的）目標について簡単に指摘します．

1　トリレンマ説についての文献——根拠を明示したものはない

　文献検索をして驚いたことに，トリレンマ説について述べた文献はいくつかあったものの，その根拠を明示した文献は皆無でした．

　トリレンマ説を日本で有名にしたのは，アメリカ在住の李啓充医師が2004年に出版した『市場原理が医療を亡ぼす』の以下の記述だと思います．[1]「2つまでしか得られない『コスト』『アクセス』『質』　米国オレゴン州の低所得者用医療保険［正確には医療扶助——二木］『オレゴン・ヘルス・プラン』の管理部局には，『Cost, access, quality. Pick any two（コストとアクセスと医療の質．このうち，2つまでなら選んでもよい）』という言葉が額に入れられているというが，この言葉ほど医療保険政策のエッセンスを的確に言い当てた言葉はないだろう」．しかし，その根拠は具体的には書かれていません．この標語は，アメリカの高名なボーデンハイマー医師も「オレゴン医療保険」を肯定的に解説した1997年の論文の最後で引用していますが，根拠はまったく示していません．[2]李啓充医師は，1998年にこの論文を紹介しているので，上記標語もこの論文から引用したと思われます．[3]

　最近では，島崎謙治氏が2015年に出版した『医療政策を問いなおす』で以下のように述べています．[4]「医療制度や医療政策のパフォーマンスの目標

は世界共通であり，①医療の質，②医療へのアクセス，③医療のコスト（費用）の3つで評価される．この3つはトレードオフの関係にあり，いずれを重視するかを選択することが迫られる」．しかし，その理由の説明は抽象的で，根拠文献も示していません．印南一路氏も『再考・医療費適正化』で，「日本では一般に医療政策の目的としては，医療へのアクセスの保障，医療の質の維持・向上，そして効率性（あるいはコスト）の達成の3つをあげる論者が多い．（中略）これらの複数の目標を同時達成することは非常に困難」と指摘していますが，理由も根拠文献も示していません[5]．

　トリレンマ説（トレードオフ説）とよく似た主張を，近藤克則氏は2004年に出版した『「医療費抑の制時代」を超えて』（医学書院，2004）で，以下のようにしています[6]．「この3つの基準［効果（effectiveness）と効率（efficiency）と公正（equity）――二木］を同時に満たすことはできない……．満たすことができるのは『3つのうち2つまで』というのがコンセンサスになっている」．ただし，近藤氏もその根拠文献は示していません．また，equity は医療政策の文脈では，「公正」ではなく，「公平」と訳すのが適切です．

　なお，島崎謙治氏は，「効率性は有用な価値・利益を序したものであり，分子には医療の質やアクセスが含まれてしまう」ことを理由にして，「医療政策の目標として『効率性』という言葉を避け」ています[7]．私はこの判断は学問的に妥当だと考えますが，後述するOECD等の文献でも効率性という用語は多用されています．

　私が調べた範囲で，効果・効率・公平の関係について一番詳しく述べているのは，アメリカの医療サービス研究の教科書『医療制度の評価――効果，効率と公平』（未邦訳）でした[8]．同書は，第1章の冒頭で，医療政策の3つの目標である効果・効率と公平の定義を示した上で，3つの目標は「しばしば（often）補足的である」と同時に，「互いに対立しうる」と指摘し，「3つの目標間の適切なトレードオフを見つけることが，医療サービス研究の重要な成果物である」と主張しています．このような複眼的視点は，上述した日本の文献には欠けていると思います．

　なお，私は2005年以降毎月配信している「二木立の医療経済・政策学関連ニューズレター」（ウェブ上に全号公開）に，医療経済・政策学関連の最新の英語論文や図書を合計1000以上抄訳・紹介してきましたが，トリレンマ説について理論的または実証的に論じた文献を目にした記憶はありません．

2　トリレンマ説への3つの反証

　トリレンマ説は直感的には分かりやすいし，私も，多くの場合，3つの目標の完全な並立は困難で，バランスが重要であると思っています．近藤氏も上掲書で，「医療サービス研究の分野では，医療制度や政策を評価する際に，3つのモノサシ（基準）でバランスよく評価すべきであることが常識」になっていると指摘しています[6]．このことを踏まえた上で，以下，私の医療経済・政策学研究の経験に基づいて，トリレンマ説に対する反証を3つ示します．

　第1の反証．マクロ的に国際比較の視点から見ると，日本は，人口高齢化率が世界一高くなる以前は，①医療の質（平均寿命や乳児死亡率は世界トップ水準），②アクセス（国民皆保険制度により，医療機関を自由に受診できる），③医療費（総医療費の対GDP比は高所得国中最低水準）の3点で，国際的な「優等生」と評価されていました．もちろん，①・②についてはミクロ的にはさまざまな課題があるし，①と②は③（厳しい医療費抑制政策）の下，医師・医療従事者の献身的で過酷な労働によって支えられていることは見逃せません．

　第2の反証．歴史的に見ると，「高度技術」（トーマス）・「本質的技術」（川上武）では，医療の質の向上とアクセスの改善，医療費の抑制の3つは並立してきました．ここで高度技術・本質的技術とは，疾病のメカニズムの完全な理解の上に生まれてくる疾病の根治的技術であり，その特徴はそれにより医療費が抑制されることとされています[9,10]．

　その代表例は，結核に対する抗生物質です．日本では結核は第二次大戦前

〜敗戦直後は死因第一位の「国民病」で，結核医療費は医療保険財政を大きく圧迫していました．しかし，1950年代以降，抗生物質の進歩・普及及び公衆衛生・栄養状態等の改善により，患者数と結核医療費は激減しました．例えば，結核医療費の国民医療費に対する割合は1955〜1965年の10年間に27.4％から9.9％へと三分の一になりました．この割合は1975年には3.6％にまで低下し，それ以降，結核医療費は実額でも減少に転じました[11]．なお，国民皆保険制度の開始は1961年ですが，結核医療についてはそれ以前から，公費負担医療制度により，全患者にアクセスが保障されていました．

　第3の反証．このような高度技術・本質的技術が開発される以前でも，医療技術の提供システムを改革することにより，3つの目標を同時達成することは可能です．古い例で恐縮ですが，私は，1983年に，当時勤務していた東京・代々木病院での脳卒中の早期リハビリテーションの実績に基づいて，「脳卒中医療・リハビリテーションの施設間連携モデル」を作成し，一般病院に入院した脳卒中患者に対して入院直後から急性期医療と同時にリハビリテーション医療を開始すると共に，一般病院とリハビリテーション専門病院や長期療養施設との施設間連携を行うことにより，患者の歩行能力向上や自宅退院率上昇等の医学的効果と医療費抑制の両方を実現できることを〈理論的〉に示しました．このモデルでは在院日数も大幅に短縮できるため，同じ病床数でより多くの患者を受け入れることができ，入院「アクセス」も改善します．なお，この論文では，〈現実には〉このモデルで想定したような理想的施設間連携の経済的効果実現を阻む5つの要因（病院の機能分化がほとんど行われていない等）が存在することも指摘しました[12]．

　以上の反証は網羅的ではありませんが，これにより「トリレンマ説」が一般法則とは言えないことは示せたと思います【注1】．

3　質・アクセス・費用以外の政策目標・分析枠組み

　上述した文献では，医療の質・アクセス（または公平性）・費用（または効

率）の3つが，医療政策の「世界共通」の目標，「コンセンサス」，「常識」等と主張されていました．しかし，これは事実に反し，国際的には，それ以外に様々な目標や分析枠組みが提案されています．以下，私が特に有用と思う2つの文献（書籍．共に翻訳あり）を紹介します．

　1つはＯＥＣＤ "A Caring World" (1999)（『ケアリング・ワールド』）です．同書は，第6章「保健とケアサービスの改善における政策課題」で，従来の単純な医療費抑制に代わる「ヘルスケアの新しい枠組み」として，「同時に［次の］4つの目標をめざす」ことを提案しました：「今まで以上に公平であること，一層のエンパワメント（内在能力の発揮向上），効率性を増大させること，効果を高めること」．これらは英語では，equity, empowerment, efficiency, effectivness であり，「4Ｅ」と言えます．これは上述した3つの目標に「エンパワーメント」を加えたものです．現代の医療と医療政策では患者の権利・役割の強化が強調されていることを考慮すると「エンパワーメント」の付加は大きな意味があると思います．トリレンマ説が3つの目標の同時達成が不可能・困難と（根拠を明示せずに）主張しているのと異なり，ＯＥＣＤが「同時に4つの目標を目ざし」ていることも重要です．

　ただし，この4目標は固定的ではなく，ＯＥＣＤは2004年には「医療の質，医療へのアクセス，満足した患者・消費者，医療費支出，効率性」の5つの目標を提案しています．

　もう1つは，アメリカ・ハーバード大学公衆衛生大学院の教授陣が執筆した "Getting Health Reform Right (2008)"（『実践ガイド　医療改革をどう実現すべきか』）です．同書冒頭の「日本語版に向けて」では，以下の「医療改革の6原則」を示しています：①結果志向，②因果関係の重視，③倫理の重視，④政治の重視，⑤診断手法，⑥実用の重視．これら6原則は，本節で検討してきた医療の質・アクセス・費用の3目標に限定するトリレンマ説よりはるかに包括的で，しかも内容的にも深いと思います．トリレンマ説との関連で，私は，原則1の説明で，「効率性，質，アクセスは医療制度の最終目標ではなく『中間指標』として最終目標を達成する手段と位置づけ」ていることに

注目しました.

　同書は第5章「医療制度を評価するための目標」で，以下の3つを「パフォーマンス目標」として示しています：①健康状態，②市民の顧客満足度，③経済的［リスク――二木追加］保障（financial risk protection）．上記「中間指標」（効率・アクセス・質）については，第6章「医療制度のパフォーマンス評価」で詳述しています.

4　アメリカでは「選択の自由」が絶対化

　最後に，視点を変えて，日本の医療政策の目標について論じた文献ではほとんど述べられていないことを指摘します．それは，アメリカでは医療政策の（政治的）目標として「選択の自由」が絶対化されていることです．医療が「（準）公共財」とみなされている日本を含めた大半の高所得国と異なり，アメリカでは，医療は他の商品と同じく「私的財」とみなされているため，選択の自由が，医師・医療機関だけでなく，医療保険にも及ぶのです．特に保守派は，医療保険の選択の自由に医療保険に加入しない自由も含めています．アメリカの共和党やトランプ大統領が，「オバマケア（オバマ政権が2010年に成立させた包括的医療保険制度改革）の医療保険加入の義務化に焦点を当てて，執拗に攻撃し続けているのはこのためです.[注2]

おわりに

　以上から，医療政策の目標を医療の質・アクセス・費用の3つに限定し，それらの同時達成ができないとするトリレンマ説には十分な根拠がないこと，およびこの3つは医療政策の「世界共通」の目標・「コンセンサス」ではないことを示せたと思います.

　私は，トリレンマ説は，日本医療の歴史と現実から導き出されたものではなく，国民皆保険制度をいまだに持たない唯一の高所得国・アメリカで生ま

れたいわば「ローカル」な仮説であり，それを日本に直輸入すべきではない
し，できないと感じています．

　なぜなら，アメリカ以外の高所得国では，全国民またはほとんどの国民を
対象にした公的医療保障制度が確立・定着しているため，「医療アクセス」・
「公平」問題は基本的に解決されているか，医療政策・医療改革の大前提と
されており，政策選択の焦点は医療の質（効果）と医療費水準（敢えて医療
費抑制とは表現しません）とのバランスにあると考えるからです．これは現
時点では私の「仮説」ですが，少なくとも，3つの目標を同列に論じるので
はなく，アクセス・公平を最優先すべきと私は考えます．この視点は「国民
の医療の機会不均等」是正が1961年の国民皆保険制度創設の目的であった
歴史的事実とも合致すると思います．【注3】

【注1】効率と公平のトレードオフ言説の再検討

　経済学では，本節で検討した「質・アクセス・費用のトリレンマ」に類似した，
「効率と公平のトレードオフ関係」（ジレンマ）が指摘されています．それは，あ
る政策により，効率を良くしようとすると公平が犠牲となり，逆に公平を高める
と効率が低下するという関係であり，これは論理的に正しいとみなされています．
ただし，これの前提は現在，完全な効率が達成されていることです．しかし，現
実には効率が完全に達成されていることは少ないため，効率と公平の両方を改善
する政策が可能なのです．

　この点について，アメリカの経済学者ブラインダーは，「ハードヘッド」（経済
合理性を尊重）と「ソフトハート」（経済社会の敗者に気配り）を両立させる経済
政策を提唱した著書で，次のように述べています．「このような厄介な［効率と公
平の――二木］トレードオフをあえて私は無視する．なぜならば，現在施行され
ている政策自体が『正しい』ものとは到底いいがたいため，効率と公平を天秤に
かける必要がないからである．本書で提唱する諸政策は，そのいずれもが効率と
公平の両方を推し進めるものである」(16)

　『実践ガイド　医療改革をどう実現すべきか』も「コスト・パフォーマンスのジ
レンマ」図を示して，次のように述べています．「多くの医療制度は十分に効率的
というわけではない．したがって，コスト・パフォーマンスのジレンマが図5.
1のA地点［図は略．コスト・パフォーマンス曲線の内側―二木］にある場合，
現状の支出でさらにパフォーマンスを上げることが可能である」(15:101頁)．

【注2】アメリカでマネジドケアが後退したのは「選択の自由」を侵害したため

　アメリカの民間医療保険では1990年前後にマネジドケアが急伸長しましたが，その主因は，マネジドケアが保険加入者・患者の医療機関と受ける医療の「選択の自由」を制限し，それによって，医療の質を保ちつつ医療費抑制を実現できると喧伝されたためでした．具体的には，マネジドケア加入者は，原則としてマネジドケアが契約している医療機関を受診し，契約外の医療機関を受診した場合には保険給付を受けられないか，非常に高い自己負担を強いられました．また，患者を診療した医師が入院や高額の検査（ＣＴ等）を必要と判断した場合も，マネジドケアの事前審査・許可を受けることが必要とされるのが普通でした．このような「選択の自由」の制限をアクセス制限と理解すれば，これは「トリレンマ説」の実践とも言えます．

　しかし，医療アクセスの制限は，患者が必要な医療を受けられない様々な「ホラーストーリー」を生み，1990年代半ば以降，全米でマネジドケアに対する激しい批判が生じました．それを受けて，多くの州が「患者保護法」を制定したため，マネジドケアはビジネスモデルの中核である門番機能，医療利用マネジメント，金銭的インセンティブを廃棄するか，大幅に緩和せざるを得なくなりました．そのため，高名な医療経済学者ロビンソンは2001年に「マネジドケアの終焉」を宣言しました[17]．この時点では，氏は「マネジドケアは経済的には成功したが，政治的には失敗した」と評価していました．

　しかし，その後，マネジドケアによる医療費抑制効果も短期的にすぎないことが明らかになったため，2005年にホールは「マネジドケアの死」を宣告し，その剖検（autopsy）を行いました[18]．なお，アメリカの高名な社会学者ポール・スターは大著『アメリカ医療の社会的変容』の第2版（2017年．未邦訳）終章で，1982-2000年を「マネジドケアの興隆と後退」の時代と位置づけ，「変化の連鎖」を詳細に分析しています[19]．

【注3】国民皆保険制度創設の目的は「国民の医療の機会不均等」の是正

　社会保障制度審議会は1955年に，社会保障制度改革の青写真を描いた有名な「（第一次）勧告」を吉田内閣総理大臣に提出しました．同審議会は，さらに翌1956年11月，「国民の医療の機会不均等は寒心に堪えない」として，「3年ないし5年の計画をもって国民健康保険を強制設立できる措置を講ずるべきである」と勧告しました．これに先だって1956年1月，鳩山一郎首相は，国会の施政方針演説で「全国民を包含する医療保障を達成することを目標に計画を進めていく」という国民皆保険構想を政府の方針としてはじめて公式に明らかにし，この方針は石橋，岸内閣に引き継がれました[20]．

文　献

(1)　李啓充『市場原理が医療を亡ぼす』医学書院，2004，197-198頁（初出：

「理念なき医療『改革』を憂える　第 1 回　日本の医療費は過剰か？」「週刊医学界新聞」2002 年 1 月 14 日号（第 2469 号）．ウェブに全文公開）．

(2)　Bodenheimer T: The Oregon Health Plan - Lessons for the nation.（Second of two parts）. *New England Journal of Medicine* 337（10）:720-723,1997.

(3)　李啓充「市場原理に揺れるアメリカ医療（24）メディケイド（4）―オレゴン・ヘルス・プラン」「週刊医学界新聞」1998 年 3 月 2 日号（第 2279 号）（ウェブに全文公開）．

(4)　島崎謙治『医療政策を問いなおす――国民皆保険の将来』ちくま新書，2015，119 頁．

(5)　印南一路『再考・医療費適正化――実証分析と理念に基づく政策案』有斐閣，2016，206-208 頁．

(6)　近藤克則『「医療費抑制の時代」を超えて』医学書院，2004，29-30 頁．

(7)　島崎謙治『日本の医療――制度と政策』東京大学出版会，2011，17 頁．

(8)　Aday LA, et al: *Evaluating the Medical Care System - Effectiveness, Efficiency, and Equity*. Health Administration Press,1993,pp1-2.

(9)　二木立『医療経済学』医学書院，1985，94-111 頁（第 4 章 I「医療技術進歩と医療費への影響」）．

(10)　川上武『技術進歩と医療費――医療経済論』勁草書房，1986，58-123 頁（第 3 章「医療技術の進歩と医療費」）．

(11)　二木立『地域包括ケアと福祉改革』勁草書房，2017，151-153 頁．

(12)　二木立「施設間連携の経済的効果――脳卒中医療・リハビリテーションを例として」『病院』42（1）:37-42，1983（『医療経済学』医学書院，1985，77-92 頁．『医療経済・政策学の探究』勁草書房，2018，39-55 頁）．

(13)　OECD：*A Caring World*.OECD,1999（牛津信忠・他監訳『ケアリング・ワールド』黎明書房，2001，106 頁）．

(14)　OECD: *Towards High-Performing Health Systems*. OECD,2004（阿萬哲也訳『世界の医療制度改革――質の良い効率的な医療システムに向けて』明石書店，2005）．

(15)　Roberts M, et al: *Getting Health Reform Right - A Guide to Improving Performance and Equity*, Second Edition. Oxford University Press,2008（中村安秀・他監訳『実践ガイド　医療改革をどう実現すべきか』日本経済新聞出版社，2010，vii-ix，90-108，109-125 頁）．

(16)　アラン・S・ブラインダー著，佐和隆光訳『ハードヘッド＆ソフトハート』ＴＢＳブリタニカ，1988（原著 1987），69 頁．

(17)　Robinson JC: The end of managed care. *JAMA* 285（20）:2622-2628,2001.

(18)　Hall MA: The death of managed care: A regulatory autopsy. *Journal of Health Politics, Policy and Law* 30（3）:426-452,2005.

(19)　Paul Starr: *Social Transformation of American Medicine* Second Edition.

Basic Books, 2017,pp453-465.
（20）　吉原健二・和田勝『日本医療保険制度史【増補改訂版】』東洋経済新報社,
　2008,　162-163 頁.

第4節　医療の質・効果の評価について原理的に考える
──「アウトカム」「客観的根拠」絶対化の批判的検討

（2020 年 5 月）

はじめに──2020 年度のリハビリ改定への悲鳴

　2020 年度の診療報酬改定内容が公表された 2 月，私の教え子で，リハビリテーション専門病院に勤務する医療ソーシャルワーカーから悲痛なメールが届きました．彼の勤務する病院は良質なリハビリテーションを提供していることで全国的にも有名なのですが，今回の診療報酬改定で，「回復期リハビリテーション病棟入院料 1」（以下，入院料 1）の施設基準見直しにより，「リハビリテーションの効果に係る実績の指数（FIMで評価した日常生活動作指標）」が従来の 37 から 40 に引き上げられるため，入院料 1 が算定できなくなり，大幅な減収になる危険があるからです．[注1] 過年度の実績に基づくと，現在入院料 1 を算定している病院の相当数が，それを算定できなくなる可能性があります．「読売新聞」2 月 24 日朝刊も，評価基準の厳格化で「リハビリ難民　重症患者は受け入れ敬遠」と大きく報じました．
　「リハビリテーション効果に係る実績の指数」は 2016 年度の診療報酬改定で新たに導入されたのですが，私は「効果」を日常生活動作の改善等の「（客観的）アウトカム」のみで評価することに疑問を持っていました．2018 年に開かれ，私も演者として参加した日本リハビリテーション医学会学術集会のシンポジウム＆ディベイト「これからの回復期リハビリテーション医

学・医療：質と量の観点から」の討論でも，リハビリテーションの診療報酬
上の評価・査定でアウトカムのみが重視されていることに対する疑問が出さ
れ，私は，医療の質評価の研究では，「アウトカム」と同等に「プロセス」
も重視されているとコメントしました．

　他面，最近は医療の効果や「医療の質」をアウトカムや「客観的根拠」の
みで評価することを当然視する医療関係者・研究者も少なくありません．

　そこで今回はその問題点を原理的に検討します．まず，医療の質評価の原
点・古典と言えるドナベディアンの著書に立ち返って，ドナベディアンが①
「プロセス」と「アウトカム」を同格で扱っていること，及び②「アウトカ
ム」に健康上の結果（客観的側面）だけでなく，患者・医療従事者の「満足」
（主観的側面）も含んでいることを紹介します．

　次に，21 世紀に入って英米を中心に医療の質を向上させつつ医療費を抑
制すると喧伝された「質に応じた評価」（Ｐ４Ｐ）が，「アウトカム」よりも
「プロセス」を重視していることを指摘します．最後に，「科学的根拠に基づ
く医療」と訳されることが多い，ＥＢＭが，科学的根拠だけでなく，患者の
価値観及び期待，臨床的な専門技能の３要素を統合していることを述べます．

1　ドナベディアンの原点に立ち返る

　医療の質評価の原点・古典は，アメリカ・ミシガン大学のドナベディアン
が 1980 年に出版した『医療の質の定義と評価方法』[(1)]です．私はこの本を
1992-93 年のアメリカＵＣＬＡ公衆衛生大学院留学中に熟読し，感銘を受け
たことを今でもよく覚えています．上記日本リハビリテーション医学会学術
集会後，この本を読み直したのですが，出版後 40 年近く経っているにもか
かわらず，その記述がまったく古びていないことに驚きました．なお，ドナ
ベディアンは 1966 年に医療の質評価についての最初の論文を発表していま
[(2)]す．

　ドナベディアンが本書で，医療の質を構造（structure）―過程（process）

―結果（outcome. 以下，アウトカム）の３側面から評価することを提唱した
ことは，日本でも1990年代以降紹介されるようになりました[3]．しかし，上
記原著の翻訳が長く出版されなかったためもあり（日本語訳の出版は2007年），
日本ではこの３側面説以外はほとんど知られず，しかも医療の質評価でもっ
とも大事なのは「（客観的）アウトカム」であるとの理解が，広く見られま
す．

　しかしこの本を読むと，この通説的理解が二重の意味で誤っていることが
分かります．

　第1に，ドナベディアンは，「プロセス」と「アウトカム」を同格で扱っ
ています．具体的には，第3章「評価のための基本的な方法：構造，過程，
結果」の「まとめと結論」の最後の段落で，「質の評価と監視において可能
な場合には常に過程と結果の両方を同時に使うことが重要である」と明記し
ています（訳書134頁）．その前の「評価方法の選択：過程か結果か」では，
「構造に対して当然払われるべき尊敬の念を払った」上で，「過程評価への忠
誠を誓う一派と，結果評価以外の主にまみえずとするもう一派」の両方を批
判しています．

　後者（アウトカム評価絶対論）に対する批判は，以下のように激越です．
「後のグループには現在の医療を構成するものの多くを無意味であると信じ
て喜んでいるまたは悩んでいる虚無主義者か因習破壊主義者が集まってい
る」，「過程評価を強調すると，コストが増加するだけでそれに見合った健康
の改善が得られないのでは，と恐れる健康政策担当者，政策立案者，医療施
設管理者が後者の中に含まれている」（同109頁）．

　第2に，ドナベディアンは，「アウトカム」に健康上の結果（客観的側面）
だけでなく，患者・医療従事者の「満足」（主観的側面）も含めています（同
88，152-153頁）．

　第2に関して，最近，アメリカのメディケアの病院医療費支払いでは「価
値に基づく支払い」（value-based payment）の一環として，「患者エクスペリ
エンス」（ケアに関する患者による主観的評価）が含まれるようになっていま

す.なお,がん治療領域での患者エクスペリエンスを含んだ支払い(「がん治療モデル」)は2016年に,手挙げ方式で「モデル事業」的に導入されたのですが,2020年末に終了することになっており,メディケア・メディケイド・サービスセンターは2019年11月に,それに代わる「患者が報告したアウトカムをメディケアのがん治療の価値に基づく支払いモデルに追加する」制度改革(「がん治療第一」)を全国一律に実施する提案をしています.[(5)][注2]

　日本でも厚生労働省の「人生の最終段階における医療・ケアの決定プロセスに関するガイドライン」(2018年)が,文字通り「医療・ケアの決定プロセス」を重視し,「本人による意思決定を基本」としていることは,ドナベディアンの主張と合致していると思います.

2　P4Pは「プロセス」重視

　実は,21世紀に入って,アメリカとイギリスを中心に,医療の質を向上させつつ医療費を抑制すると喧伝された「質に応じた支払い」(pay for performance. P4P)では,医療の質として「アウトカム」よりも「プロセス」が重視されています.

　この点について松田晋哉氏(産業医科大学教授)は,2013年に「欧米では死亡率のような結果(Outcome)をもとにP4Pを行っているという誤解をされている方もおられるようですが,望ましいプロセスで治療を行っているかどうかを評価するというのが基本です」と注意を喚起しています.[(6)]

　私も2008年に,以下のように述べました.〈日本ではP4Pを「成功報酬」と理解している方が少なくありませんが,P4Pの指標の大半は「構造」や「プロセス」(医学的に適切とされる診療行為の実施)に関わるもので,「アウトカム」については,手術死亡率等がごく例外的に用いられているだけです.宇都宮啓氏(厚生労働省保険局企画官)が,P4Pは「質の評価というよりも,まさにパフォーマンスで,何をやったかというプロセスの評価……クリティカルパス等に近い」と述べているのは,卓見と思います〉.[(7,8)]

なお，その後の膨大な実証研究により，Ｐ４Ｐは多くの場合，医療の質向上と医療費増加の両方を招くことが示されています．なぜなら，医療の質向上のためにさまざまな金銭的インセンティブを付与することが多く，それにより医療費が増加するからです．さらに，最近のイギリスＮＨＳにおける開業医対象のＰ４Ｐ停止後の医療の質の変化の研究（2000万人以上の患者のビッグデータを用いた時系列分析）では，金銭的インセンティブによる医療の質向上は一時的にとどまるとの結果が得られています．実は，金銭的インセンティブ（外的報酬を用いたインセンティブ）はそれが停止された後は行動変容効果が失われることは，すでに1980年代後半の経済心理学（行動経済学）の実験的研究で明らかにされています．

3　ＥＢＭは「客観的根拠に基づく医療」ではない

最近では，診療報酬改定でもＥＢＭ（evidence-based medicine）が重視されるようになっています．ＥＢＭは，現在でも「客観的根拠に基づく医療」と訳されることが多く，「医師のこれまでの経験や勘，理論上のメカニズム，あるいは他人の評判に基づくのではない」と説明されることもあります．しかし，これは間違いです．

実は，ＥＢＭの概念については，1999年＝21年前に，政策的に結論が出ているのです．具体的には，厚生省の「医療技術評価推進検討会報告書」（1999年3月23日）で，ＥＢＭは①利用可能な最善の科学的な根拠，②患者の価値観及び期待，③臨床的な専門技能の「3要素を統合するもの」と定義され，これが現在でもＥＢＭの公式の定義とされています．この定義に基づけば，ＥＢＭの適訳は「根拠に基づく医療」となります．そしてこの意味でのＥＢＭは，ドナベディアンが提起した医療の質評価と共通していると言えます．

一部の医療関係者は，ＥＢＭを「客観的根拠に基づく医療」と狭く理解し

て批判し，それにＮＢＭ（narrative-based medicine.「物語と対話による医療」）を対置させています．しかしこれは虚構の対立・「わら人形攻撃」（相手の議論を戯画化するあまり，実は誰も採用していない立場を批判すること）であり，上記の本来の意味でのＥＢＭとＮＢＭとは両立・併存します．

　最近では，ＥＢＭ実践・研究の手順として，ＰＩＣＯ（patient- intervention-comparison- outcome）が推奨されています．しかし，私の調べた範囲では，最後のアウトカムを「客観的根拠」と狭く説明している解説がほとんどで，不適切と思います．

おわりに

　以上の検討から，医療の質・効果を「アウトカム」や「客観的根拠」だけで評価することが不適切であることは示せたと思います．言うまでもなく，「アウトカム」や「客観的根拠」は医療の質・効果の評価で非常に重要ですが，それに加えて「プロセス」や患者・医療従事者の「満足」も同程度に重視すべきです．これは，本来のＥＢＭ（根拠に基づいた医療）で求められていることであり，今後の診療報酬体系改革でも重要な課題になると思います．

　なお，「はじめに」で述べた回復期リハビリテーション病棟入院料に関して，回復期リハビリテーション病棟協会は，回復期のリハビリテーション機能の評価では，アウトカムだけでなくプロセスも評価すべきこと，及び後者は第三者評価で行うとの見解をまとめています．(12)

　【注１】「リハビリテーションの効果に係る実績の指数」の計算法と問題点
　　この指数は，患者の日常生活動作（ＡＤＬ）をＦＩＭ（Functional Independence Scale）で評価した上で，基本的には［（各患者のＦＩＭ運動得点の退棟時と入棟時の差）の総和÷（各患者の在棟日数÷状態ごとの回復期リハビリテーション病棟入院料の算定上限日数）の総和］により計算されますが，この計算対象から「除外できる患者」も細かく規定されています．この状態ごとの回復期リハビリテーション病棟入院料の算定上限日数日数とは，脳血管リハビリテーションでは150日（高次脳機能障害等の場合は180日），運動器リハビリテーション・廃用リ

ハビリテーションでは 90 日です．つまり（各患者の在棟日数÷状態ごとの回復期リハビリテーション病棟入院料の算定上限日数）とは，疾患ごとに定められた日数の何％で退院したか，ということを表しています．これらを病棟ごと（複数病棟ある場合は病院ごと）に分子・分母それぞれ総和で計算するため，平均値よりむしろ中央値に近い値として算出されます．ＦＩＭは運動ＡＤＬ 13 項目と認知ＡＤＬ 5 項目で構成され，各項目を 7 段階評価で評価し 126 点満点ですが，上記計算では運動項目（91 点満点）のみを用います．

　ＦＩＭは妥当性・信頼性が確認されており，「客観的アウトカム」を評価する上では優れた尺度です．しかし，「除外できる患者」はあるものの，上記計算式ではＦＩＭの認知ＡＤＬの評価が除外されており，しかも「プロセス」評価はなされないため，回復能力が低い高齢患者や重度患者を多数（または無選択的に）受け入れている病棟ではこの指数は低くなります．そのために，指数が引き上げられると，このような患者の受け入れが制限される可能性があります．

　それに対して，一般病棟入院基本料の施設基準で用いられている「重症度，医療・看護必要度」では「アウトカム」は評価されていません．2020 年度改定ではこの基準も引き上げられましたが，それにより高齢患者や重症患者の受け入れが制限されることはありません．

【注 2】「価値に基づく支払い」は多義的——私の実体験

　「価値に基づく支払い（プログラム）」は 2010 年 3 月にオバマ大統領（当時）が署名して成立した「患者保護並びに医療費負担適正化法（Patient Protection and Affordable Care Act. 通称「オバマケア」）により，メディケア支払い方式に導入された「代替的支払いモデル」の 1 つで，医療の質向上と医療費抑制の両立を目指しています．これを管轄するメディケア・メディケイド・サービスセンターは，「価値に基づく支払い」を「費用と質と患者の医療エクスペリエンスを直接に結びつける医療サービスの支払い方式」と定義していますが，これ以外にもさまざまな定義・用法があります．

　私は，「価値に基づく支払い」が「価値」を客観的指標に限定せず，「患者エクスペリエンス」を含むことには注目していますが，以前から「価値」という用語が極めて多義的で，ヌエ的であるとも感じています．ここで，私の最近の実体験を紹介します．

　私は 2020 年 2 月 23 日に開かれた社会医療研究所（ファウンダー：岡田玲一郎氏）主催の「日米ジョイントフォーラム 2020」に参加し，マイケル・ジョーダン法学博士（弁護士）の講演「支払い方式の変化による米国の変化」を聞きました．氏は講演の後半で，新しい動きとして「価値に基づく支払い（プログラム）」を説明したのですが，それの定義は示さず，しかも価値（value）を質，アウトカム，費用対効果的（quality, outcomes, cost-effective）等と柔軟に（？）言い換えて話しました．そこで，私は質疑応答時に，「価値の定義を教えてほしい．私は，医療

経済学の研究者だが，価値と医療の経済評価で伝統的に用いられてきた費用対効果的，アウトカム，質等の古典的用語との違いが分からない」と質問しました．しかし，氏は，上述したメディケア・メディケイド・サービスセンターの定義を紹介するだけで，明快な回答は得られませんでした（ただし，氏からは「良い質問だった」と誉められました（笑））．

　そのため，国が使った美しいが実態のない（または実態と乖離している）用語を，業界団体や研究者が無批判に使うのは，日米共通と感じました（日本の最近の代表例は「地域共生社会」です）．

　なお，日本でも，メディケア・メディケイド・サービスセンターのヒアリングに基づいて，メディケアの「価値に基づく支払い」により医療の質向上と医療費抑制の両方が達成されたと紹介している方もいますが，私の知る限り，厳密な比較対照試験によりそれを証明した実証研究はまだありません．逆に，最近，価値に基づく支払い改革に基づく包括払いの3つのモデル事業の結果を評価した20文献のレビューを行ったところ，質を維持しつつ医療費抑制する効果は，関節置換術（治療法が確立）以外では確認できなかったことが報告されています[13]．

文献

(1)　Donabedian A: *The Definition of Quality and Approaches to its Assessment.* Health Administration Press,1980（東尚弘訳『医療の質の定義と評価方法』NPO法人健康医療評価研究機構，2007）

(2)　Dobabedian A: Evaluating the quality of medical care. *Milbank Quarterly* 83（4）:691-729,2005.（ウェブ上に公開）

(3)　岩﨑榮編『医を測る――医療サービスの品質管理とは何か』厚生科学研究所，1998.

(4)　近本洋介「米国の医師が取り組む患者エクスペリエンス」『週刊医学界新聞』2019年10月21日・11月4日号（ウェブ上に公開）．

(5)　Basch E, et al: Adding patient-reported outcomes to Medicare's oncology value-based payment model. *JAMA* 323（3）:213-214,2020.

(6)　松田晋哉『医療のなにが問題なのか――超高齢社会日本の医療モデル』勁草書房，2013，109頁．

(7)　二木立「今後の医療制度改革とリハビリテーション医療」『地域リハビリテーション』2008年3月号：234-242頁（二木立『医療改革と財源選択』勁草書房，2009，135-157頁．引用個所は150-151頁）．

(8)　宇都宮啓・中川真一・早川富博「座談会　今後の医療供給体制と農村医療」『文化連情報』2008年1月号（358号）:8-20，2008.

(9)　Minchin MM,et al: Quality of care in the United Kingdom after removal of financial incentives. *New England Journal of Medicine* 379（10）:948-957,2018.（抄訳と解説は「二木立の医療経済・政策学関連ニューズレター」173号（2018

年12月）).

(10)　二木立「経済産業省主導の『全世代型社会保障改革』の予防医療への焦点化——背景・狙いと危険性」『文化連情報』2019年1月号（490号）: 22-31頁.【本書第1章第2節】

(11)　厚生省「医療技術評価推進検討会報告書」1999年3月23日（厚生省健康政策局研究開発振興課医療技術情報推進室監修『わかりやすいＥＢＭ講座』厚生科学研究所, 2000, 8-28頁（報告書はWeb上に公開）.

(12)　宮井一郎「病院機能評価」『総合リハビリテーション』2020年2月号: 119-131頁.

(13)　Agarwal R, et al: The impact of bundled payment on health care spending, utilization, and quality: A systematic review. *Health Affairs* 39（1）:50-57,2020.（抄訳と解説は「二木立の医療経済・政策学関連ニューズレター」189号（2020年4月）.

【コラム】　『ちょっと気になる政策思想——社会保障と関わる経済学の系譜』書評

（権丈善一著／勁草書房／2018年8月／本体2300円）

　本書は,「医療・介護」,「社会保障」に続く, 権丈さんの「ちょっと気になる」シリーズの第3作です. 前2作では, 個別の政策の分析が中心でしたが, 本書は医療・社会保障政策の対立の根底にある経済学の2つの系譜について, 分かりやすく, しかし深く説明しており, 現在の医療・社会保障政策について一歩も二歩も踏み込んで理解できます.

　ここで経済学の2つの系譜とは, 経済をみる観点が需要重視であるために社会保障の役割を積極的に評価する傾向の強い「左側」の経済学（ケインズ経済学, 制度派経済学等）と, 供給重視で社会保障の役割を軽視・否定する「右側」, 政策思想的にはリバタリアンの経済学（新古典派等）です. 一般に経済学の系譜といえば, サミュエルソン『経済学』中の系譜図が有名ですが, 権丈さんはそれを正面から批判しており, 痛快です. このような論述は権丈さんしかできないし, しかも権丈さんがこれを楽しみながら書いたことが, 読みながら伝わってきました.

【コラム】『ちょっと気になる政策思想——社会保障と関わる経済学の系譜』書評

　本章の章立ては一見変わっており，一般の経済書とは異なり「理論編」（第2・3章）の前に「応用編1」（第1章　社会保障政策の政治経済学——アダム・スミスから，いわゆる"こども保険"まで）が置かています．第1章は2017年人事院主催国家公務員課長級以上を対象とした行政フォーラムの講演録で，これを熟読すれば，次の「理論編」の「社会保障と関わる経済学の系譜」についての学術論文の理解が格段に深まります．私自身は，安倍内閣・内閣府では「右側」の経済学の影響が強いにもかかわらず，人事院が「左側」の経済学の旗手である権丈さんに講義を依頼していることは，国家機構が一枚岩ではないことの現れであると「救い」を感じました．

　「応用編Ⅰ」に続いて，「応用編Ⅱ」（第4〜8章）を読めば，現在の医療・社会保障政策の論点をより深く理解できます．私のお薦めは第6章「研究と政策の間にある長い距離——QALY概念の経済学説史における位置」です．これを読むと，この数年，一部で大流行した効用値（QALY値）を基礎にした医薬品・医療技術の費用対効果評価の議論が，効用をめぐる経済学の長い論争史を無視した底が浅く危ういものであったことがよく分かります．

　全章（全論文）には，たくさんの「知識補給」（注釈）が付いており，これをていねいに読めば理解がさらに深まるし，経済学的「雑学」も身に付きます．この部分を読みながら，私は高名な評論家の立花隆さんが「『実戦』に役立つ［読書法］十四カ条」で，「注釈を読みとばすな．注釈には，しばしば本文以上の情報が含まれている」と書いていたことを思い出しました（『僕はこんな本を読んできた』文藝春秋，1995，74頁）．

　最後に，本誌［『日本医事新報』］の読者が経済学者の書いた本や論文を読む際のアドバイスを2つします．1つは，その著者が経済学のどちらの系譜に属するのかをチェックすることです．「左側」と「右側」では，政策提言はもちろん，「問いの設定」もまったく異なるからです．もう1つは，執筆者が事実認識と価値判断（政策提言）を峻別しているかです．両者を区別せず，「経済学的には○○である」と断定的に書いている執筆者は要注意です．

終　章　私の「医療者の自己改革論」の軌跡

（2019 年 9 月）

はじめに

　私は 2019 年 5 月以降，拙新著『地域包括ケアと医療・ソーシャルワーク』（勁草書房，2019）をベースにして，「医療と医療政策を複眼的に読む」講演を何度か行っています．その際，「日本の医療改革についての私の価値判断」として，「必要・可能な医療改革は，現行制度（国民皆保険制度と民間医療機関主体の医療提供体制）の枠内での部分改革の積み重ねであり，そのためには医療者の自己改革が不可欠である」と述べています．

　しかし，2019 年 6-7 月に行った講演の質疑応答で，「医療者の自己改革の意味が分からない」，「医療者の自己改革について詳しく説明してほしい」との率直な疑問・意見が出されました．確かに，私がこのことについて本格的に論じたのは 2000-2004 年に出版した著書（後述）においてであり，それから 15 年以上経っており，読者の多くも私の「医療者の自己改革論」についてご存じないと思い至りました．

　そこで本章では，私の医療者の自己改革論のポイントを時系列的に紹介し，本書のまとめに代えたいと思います．

1　1987-94 年の医療者の自己改革論の「萌芽」

　私が医療者の自己改革の必要性に気づいた「原点」は，1987 年に『病院』誌上で旧厚生省技官と行った，「長期入院の是正」についての公開論争です[1]．

　この論争で，私は，まず「不必要な長期入院の是正自体は必要」と明言し，私が 1985 年まで勤務していた東京都心の一般病院（代々木病院）での在院日数短縮の経験を紹介しました．その上で，日本全体でマクロに「長期入院の是正」を行うためには，個別病院のミクロな努力だけでは限界があり，ＭＳＷ［医療ソーシャルワーカー］の配置を含めた病院のマンパワーの増員を行い，集中的な診療を行うことが不可欠であるが，それにより厚生省の思惑とは逆に入院医療費は大幅に増加する可能性があると指摘しました．あわせて，技官の主張のように，病院のマンパワー不足に目を向けないまま，「入退院マニュアル」や「基準看護制度の見直し」により長期入院の是正をしようとすると，患者追い出しが生じる危険があると批判しました.[1]

　この批判に対して，その技官は以下のように反論してきました．「二木氏は日頃良い医療機関ばかり見ているので，二木氏から見た良心的な医療機関が現在の保険制度の中で抱えている問題点を明らかにするという観点から物事を見ていると思われます．我々は，日頃，国民より寄せられる医療機関（医療制度ではなく）に対する不平，不満，訴えばかり聞いているため，国民より悪いと指摘されている医療機関ばかり見ているので考えがひねくれているのかもしれません」.[2]

　これは論点をずらした反論ではありますが，私の主張の盲点をついており，「一本とられた」とも感じました（と同時に，技官から私の勤務していた病院が「良い医療機関」と認められたことをうれしく思いもしました）.

　そのためもあり，1990 年出版の『**90 年代の医療**』では，「医療関係者の間では，厚生省の力を過大評価する一方で，医師・医療機関全体を厚生省の悪政の被害者とみなす理解が根強く，医師・医療機関の内部に存在する弱点や階層分化を指摘することは，なかばタブーとなっている」現状を批判し，「一切のタブーにとらわれず，事実と“本音”を語る」と宣言しました.[3] これが，私が医療者の自己改革を強調するようになった「原点」です．

　そして 1992 年出版の『**90 年代の医療と診療報酬**』所収の「90 年代の在宅ケアを考える」では，開業医の「活路は開業医の『自己革新』」にあると

提起しました(4).

　さらに 1994 年出版の『「世界一」の医療費抑制政策を見直す時期』の「公的医療費総枠拡大の国民合意形成のために」の項では，「『公正さと透明性』『情報公開』は，厚生行政だけでなく，医療機関の側にも求められていることを強調」し，「特に医療機関の経営公開（少なくとも中規模以上の病院では個々の病院の経営公開）を制度化し，職員に対しても，患者・市民に対しても，ガラス張りの経営を実現しない限り，公的医療費の総枠拡大に対する『国民合意』を得ることは不可能」と述べました．併せて，「わが国医療機関経営の 3 つの不透明」をあげ，「早急に是正するべき」と主張しました．それらは，①老人病院等での多額の保険外負担の徴収，②一部（？）大学病院・大病院で「慣例化」している，医師等への多額の謝礼や医師と製薬企業等との金銭的癒着，③大学病院研修医の薄給を「補填する」民間病院アルバイト先での高給(5).

2　2000-04 年に医療者の自己改革論を包括的に提起

　以上の提起はまだ「総論」にとどまっていましたが，その後 2000-2004 年に出版した 3 冊の著作で，医療者の自己改革論を包括的に提起しました．

　まず，2000 年出版の『介護保険と医療保険改革』では，以下のように問題提起しました．「今，医療関係者に求められていることは，実態のないキャッチフレーズに踊らされるのではなく，わが国の医療と医療政策の現実をリアルにみつめて，着実に自己改革を進めていくことである．私は，自己改革の三本柱として，①個々の医療機関の役割の明確化，②医療・経営の効率化と標準化，③他の医療・福祉施設との連携強化（ネットワーク形成）または『保健・医療・福祉複合体』化，を考えている．『抜本改革よりも当事者による地道な改善の積み重ねのほうが……効果的である』という，池上直己氏らの主張［『日本の医療』中公新書，1996，234 頁］を筆者も支持したい」(6). これが，私の「医療者の自己改革」という表現と「自己改革の三本柱」の初

201

出です.

　この記述を愛知県のある有力病院経営者に評価され，翌 2001 年出版の
『21 世紀初頭の医療と介護』で包括的に論じました．具体的には，「個々の
医療機関レベルでの 3 つの自己改革」として，①個々の医療機関の役割の明
確化，②医療・経営両方の効率化と標準化，③他の医療・福祉施設との連携
強化やネットワーク形成，または「保健・医療・福祉複合体」をあげ，それ
を超えた「より大きな 2 つの制度的改革」として，①医療・経営情報公開の
制度化——公私を問わず，全医療機関の基本的医療情報公開と病院（少なく
とも地域の基幹病院）の経営情報公開の制度化——と②専門職団体の自己規
律をあげました⁽⁷⁾.

　さらに 2004 年出版の『医療改革と病院』の「公的医療費の総枠拡大実現
のための医療者の自己改革」では，「個々の医療機関レベルでの 3 つの自己
改革」と「個々の医療機関の枠を超えた，より大きな 3 つの改革」をより具
体化しました．後者は，「①医療・経営情報公開の制度化，②医療法人制度
改革，③専門職団体の自己規律の強化」です⁽⁸⁾．①と③は『21 世紀初頭の医
療と介護』でも提起しましたが，②は本書で新たに追加しました．今読み返
しても，この改革提案はよくまとまっていると思うので，本章の後に，その
大半を【参考】として再掲します．逆に言えば，それ以降の 10 年余で，私
の医療者の自己改革論に大きな進歩はありません．

3　2006 年以降の著作でも断片的に言及

　2007 年出版の『医療改革』で，2006 年以降新たに生まれた医療改革の
「希望」について論じた時に，「第 1 の希望——最近の制度改革の肯定面と専
門職団体の自己規律の強化」として，①医療・経営情報公開の制度化，②医
療法人制度改革，③医療専門職団体の自己規律の強化をあげました⁽⁹⁾．併せて
同書では，ある高名な医師から受けた，私の主張が「国民・患者の強い医療
不信をそのまま認めすぎている」との批判に対して，上記 1987 年の公開論

争の経験を紹介すると共に，以下のように述べました．「私は，社会的には（相対的に）まだ強い立場にある医師・医師会は，主観的には『譲りすぎ』と思うほど譲って自己改革を進めないと，国民やジャーナリズムの信頼は得られないと思っています．古い諺を使えば，『韓信の股くぐり』です」[9]．

2009年出版の『**医療改革と財源選択**』の「第1の希望の芽の拡大——制度改革の肯定面と医療者の自己改革」では，医療者の自己改革として注目すべきこととして，日本医師会が2008年診療報酬改定に際し，診療所から病院への診療報酬シフトに，史上初めて合意したことをあげ，ジャーナリズムで根強い「医師会＝開業医の利益擁護団体という……ステレオタイプな理解」を批判しました[10]．

2011年出版の『**民主党政権の医療政策**』では，「現在の医療危機克服の『必要条件』は公的医療費と医師数の大幅増加と考えていますが，短期的には，都道府県単位での医師会・大学医学部・病院団体の合意によるさまざまな『自主規制』も必要だと判断しています」と述べました．併せて，アメリカの医療経済学者のフュックス教授が，市場競争と政府規制では医療のコントロールはできないとして，「専門職規範（professional norms）の再活性化を第3のコントロール手段とする必要がある」と主張していることを紹介しました[11]．フュックス教授の問題提起の全訳は『**ＴＰＰと医療の産業化**』に掲載しました[12]．

フュックス教授の問題提起は非常に重要だと思うので，以下に再掲します．「医療における医師の中心的重要性を踏まえると，統合的システム（the integrated systems）は医師または他の医療専門職によって主導されるべきだと私は信じている．最低限，医療専門職はそのシステムのガバナンスで，突出した（prominent）役割を持つべきである．今日の医療政策担当者の最大の誤りの1つは，市場競争または政府規制が医療をコントロールする唯一の手段であるとみなすことである．［しかし］専門職規範（professional norms）の再活性化を第三のコントロール手段とする余地，いや必要がある．医師・患者関係は高度に個別的かつ親密（personal and intimate）であり，多くの面

で家族間，あるいは教師と生徒間，あるいは聖職者と信徒間の関係と似ている．この関係は，部分的には，経済学者のケネス・ボールディング（1996）が統合的システム（an integrative system）と命名したものであり，相互承認および権利と責任の受け入れに依存し，市場圧力や政府規制とだけでなく伝統的な規範により強固となる」（1996 年のアメリカ経済学会第 108 回大会での会長講演．二木仮訳）.[13]

　最後に 2014 年出版の『**安倍政権の医療・社会保障改革**』では「社会保障制度改革国民会議報告書」が「医療専門職集団の自己規律」を強調していることを，次のように高く評価しました．「国民会議報告書の医療提供体制改革提案（中略）で私がまず注目したのは『医療問題の日本的特徴』の項で，欧州に比べた日本の病院制度の特徴（私的病院主体の「規制緩和された市場依存型」）を指摘し，今後の改革は『市場の力』でもなく，『政府の力』でもない『データによる制御機構をもって医療ニーズと提供体制のマッチングを図るシステムの確立』を提唱すると共に，『医療専門職集団の自己規律』を強調していることです．これは，医療提供体制改革の『第三の道』と言えます」．私はこれは，上述したフュックス教授の問題提起に通じると判断しました.[14]

文献
(1)　二木立「『長期入院の是正』のために求められるものは何か？」『病院』46（10）：852-853, 1987.
(2)　厚生行政研究会「病院のマンパワーとは」『病院』46（11）：950-951, 1987.
(3)　二木立『90 年代の医療』勁草書房，1990，217-218 頁（「あとがき」）.
(4)　二木立『90 年代の医療と診療報酬』勁草書房，1992，154-155 頁.
(5)　二木立『「世界一」の医療費抑制政策を見直す時期』勁草書房，1994，67-68頁.
(6)　二木立『介護保険と医療保険改革』勁草書房，2000，122 頁.
(7)　二木立『21 世紀初頭の医療と介護』勁草書房，2001，37-45 頁（「公的医療費の総枠拡大実現のための医療者の自己改革」）.
(8)　二木立『医療改革と病院』勁草書房，2004，70-89 頁（「公的医療費の総枠拡大実現のための医療者の自己改革」．下記【参考】）.

（9）　二木立『医療改革』勁草書房，2006，16-18，36-38頁（「私はなぜ医療者の
　　　自己改革を強調するか？」）．
（10）　二木立『医療改革と財源選択』勁草書房，2009，25-26頁．
（11）　二木立『民主党政権の医療政策』勁草書房，2011，132-134頁．
（12）　二木立『ＴＰＰと医療の産業化』勁草書房，2012，99頁．
（13）　Fuchs VR: Economics, values, and Health care reform. *American
　　　Economic Review* 86(1) :1-24, 1996（In: *Who Shall Live? Health, Economics,
　　　and Social Science* ‹Expanded edition›, World Scientific, 1998, pp.238-239.
　　　Fuchs VR: *Health Economics and Policy*, World Scientific, 2018, p.522. 本文で紹
　　　介した個所の掲載頁）
（14）　二木立『安倍政権の医療・社会保障改革』勁草書房，2014，5-6，51頁．

【参考】公的医療費の総枠拡大実現のための医療者の自己改革(8)

（1）　抜本改革ではなく当事者の地道な改善の積み重ね・部分改革

　最後に，公的医療費の総枠拡大実現のための医療者の自己改革について述
べる．結論的に言えば，私は，「医療制度の抜本改革は不可能，必要なのは
医療者の自己改革と制度の部分改革」と考えている．前著［『21世紀初頭の
医療と介護』］では，医療者の自己改革について具体的に提案する前に，池上
直己氏等の名著『日本の医療』の一節を引用しながら，抜本改革ではなく，
当事者の地道な活動の積み重ね，部分改革が必要かつ現実的だと指摘した．
その前提として私は，日本の医療制度の２つの柱である国民皆保険制度と民
間の非営利医療機関主体の医療提供制度の根幹は変える必要がないし，変え
られないと判断している．

　私は，現在は，抜本改悪だけでなくて抜本改善も不可能，つまり**抜本改革**
一般が不可能，幻想と考えている．読者の中には，抜本改悪には反対だが，
抜本改善はすべきだと思っている方も多いであろうし，私自身も，かつては
「抜本改善」の夢を持っていた．しかし，この数年間，国内および国外の医
療改革の経験を学ぶことにより，今では，抜本改悪も抜本改善も不可能であ
り，部分改革（部分改善または部分改悪）の積み重ねしかないと判断するに至

っている．以下，その理由を簡単に述べる（中略）．

(2)　個々の医療機関レベルでの3つの自己改革

次に，第3のシナリオ（公的医療費の総枠拡大）実現のための医療者の自己改革と制度の部分改革について，私の価値判断とその根拠を述べる．私は，個々の医療機関レベルでの自己改革と，個々の医療機関の枠を超えたより大きな改革とに区別して，改革を提起している．

ここで私がもっとも強調したいことは，個々の医療機関レベルでの自己改革である．一般には，「改革」というと，厚生労働省がまず方針を示し，医療団体・医療関係者がそれに反対あるいは対応するというイメージで語られることが多い．しかし，私はそのような立論は誤りで，今もっとも求められているのは，医療者自身がどのように自己改革を進めるかであり，これが医療改革の中核を占めると考えている．

前著でも書いたように，個々の医療機関レベルの自己改革としては，①個々の医療機関の役割の明確化，②医療・経営両方の効率化と標準化，③他の保健・医療・福祉施設とのネットワーク形成または保健・医療・福祉複合体（以下，「複合体」）化の3つが必要である．

個々の医療機関の役割の明確化
──ただし単一モデルはなく「地域差」は継続

まず，①個々の医療機関の役割の明確化について述べる．私は，1985年に出版した『医療経済学』以来20年間，「患者の立場にたった病院の機能別再編成，在院日数の短縮」を主張している．特に医療法第四次改正［2000年］後は，個々の医療機関の役割の明確化は，もはや待ったなしとなっている．

ただし，ここで注意を喚起したいことは，全国・全病院に適用できる単一モデルはないことである．この点は，③他の保健・医療・福祉施設とのネットワーク形成または「複合体」化についても同じである．

　私は，「複合体」研究のために，北は北海道から南は沖縄県まで，全国の医療・福祉施設を 100 グループ以上見学したのだが，そのたびに痛感することは，「日本は広い」，「日本は一つではない」ことである．法制度上は全国同一である医療・福祉施設の展開形態は地域，施設により相当異なるのである．

　しかし，東京を中心・起点にして考えがちな官僚や研究者にはこのことを理解していない方が非常に多い．これは医療に限らないが，東京在住者の中には，東京の現在が 5 年後，10 年後の日本と考えている方が少なくないが，それは誤りである．アメリカに有名なジョークがある．「ニューヨークはアメリカではない．しかし，ニューヨークのないアメリカはない」．同じことが東京にも言える．**「東京は日本ではない．しかし，東京のない日本はない」**と．

　一般に医療の「地域差」は否定的な意味で用いられることが多い．しかし，「地域差」には，先進・後進の「地域間格差（優劣）」だけでなく，それぞれの地域の文化・伝統，住民の生活様式・生活意識の違いに根ざしており，単純に優劣はつけられない地域差も含まれる．後者の意味での地域差が 21 世紀にも継続することは確実である．そのために，東京，ましてや霞ヶ関（官庁）の経験・発想を普遍化することはできないのである（中略）．

(3)　個々の医療機関の枠を超えた，より大きな 3 つの改革

　次に，個々の医療機関の枠を超えた，より大きな 3 つの改革について述べる．それらは，①医療・経営情報公開の制度化，②医療法人制度改革，③専門職団体の自己規律の強化である．なお，前著では①と③の 2 つを提起したが，今回，新たに②を追加した．

医療・経営情報公開の制度化

　まず，情報公開の制度化について，私は医療情報公開の制度化と経営情報公開の制度化は区別している．

　医療情報公開の制度化は，診療所を含めた全医療機関を対象にすべきである．カルテ開示の法制化は当然である．この点に関して，昨年〔2003 年〕6 月にまとめられた厚生労働省の「診療に関する情報提供等の在り方に関する検討会報告書」（大道久座長）で，日本医師会の反対（少数意見）により，またもやカルテ開示の法制化が見送られたことは残念である．

　それに対して，経営情報公開の制度化は病院，当面は地域の公私の基幹病院に限定すべきだと考えている．経営学的には「零細企業」とも言える個々の診療所の経営情報の公開はする必要がないし，誰も要求しない．そして，基幹病院の経営情報公開の制度化と医療法人の持ち分の放棄または制限（出資額限度法人化）を条件にして，病院のキャピタルコスト（資本費用）に対する公費投入をすべきである．診療報酬のみで，特に東京・大阪等の大都市部の病院の資本費用はとても回収できず，それに別枠で公費を投入する必要があるからである．前著では，これの「必須条件」として「経営情報公開の制度化」のみを書いたが，その後の検討で，「医療法人の持ち分の放棄または制限」も合わせて必要だと判断した．

　経営情報公開の制度化については，医師会・病院団体でもまだまだ反対意見が多いが，私は中長期的には，医療情報公開の制度化に続いて実現すると予測している．

医療の非営利性・公共性を高めるための医療法人制度改革

　次に，私は，医療の非営利性・公共性を高めるための医療法人制度改革が必要だと考える．具体的には，少なくとも地域の基幹病院となっているような大規模医療法人は，長期的には出資者持ち分を放棄して，財団法人化，特定・特別医療法人化すべきである．それ以外の医療法人（社団法人）も，最低限，社団が解散した場合の残余財産の分配は払込済出資額を限度とする「出資額限度法人」化すべきである．そして，このような非営利性の強化に対応して，財団法人，特定・特別法人，および出資額限度法人の税負担を大幅に軽減すべきである（中略）．

　私は，最低限，出資額限度法人を早急に制度化しない限り，総合規制改革会議等による，出資持ち分のある医療法人は営利法人と変わらないとの主張を最大の論拠とした，株式会社の病院経営参入論に対抗できないし，医療ジャーナリズムの病院不信も払拭できないと考えている．

持ち分放棄を条件にした公的助成の諸提案

　この点で最も明快な主張をしているのは，「経営の実態把握とその対応策について報告書」（主任研究総括者田中滋氏．2000年）である．それは，「わが国における多くの病院のように個人財産的色彩が強く，情報公開がなされぬまま，公の債務保証や，……寄付に対する免税といった公的支援が民間病院に対して行われることは，国民の合意を得にくい」と断言した上で，次のように提言している．「公的支援を求める病院には持ち分放棄を求め，その代わり税法上の扱いを公益法人並みにし，持ち分を維持したい病院の場合には公的支援を与えないといった，病院側の選択肢の付与が今後は必要であろう」．なお，この研究のために行われたヒアリング調査（30病院）では，持ち分を放棄してでも，地域医療を豊かにするために当該病院の存続を望む声が多かったとのことである．

　池上直己氏も，昨年［2003年］，「持ち分のない医療法人の病院に対しては，国公立病院と同じ条件で補助金交付の対象とする必要がある」と提案している．岡部陽二氏も，病院経営への株式会社参入を支持する一方，既存の病院の「組織としての非営利性の法的確立が不可欠」だとして，その第一に「出資者持ち分の放棄」をあげ，その「代償として，原則非課税，個人の寄付限度額撤廃などの措置」を取ることを提案している．

専門職団体の自己規律

　3番目の大きな改革は，専門職団体の自己規律の強化である．わが国の専門職団体（医師会や病院団体）は，アメリカやヨーロッパ諸国の専門職団体に比べて非常に自己規律が弱いので，それを強める必要がある．私の印象で

は，専門職団体の自己規律の仕組みは，国際的にみると，アメリカ型とヨーロッパ型，それと非常にルーズな日本型の3つに分かれる．

　アメリカ型は，任意加盟の医師会の道義的強制力が非常に強いのが特徴で，それに加えて，各州の医師免許委員会（メディカル・ライセンシング・ボード）が，強力な医師の懲罰権・懲戒権を持っている．しかもこの委員会には，医師だけでなく，市民も参加している．このような開かれた医師免許委員会が，医師に免許を付与するだけではなくて，問題のある医師の懲罰，免許の取り上げを強力に行っている（州医師免許委員会連合のホームページ．http://www.fsmb.org）．医師免許委員会の権限の強さは，厚生労働省の医道審議会とは比較にならない．そのためもあり，アメリカの医師の被懲戒者率（千人率）は5.8人という高さである（わが国は0.1人）．（中略）

　それに対して，ヨーロッパの各国には，いわばギルドと言える任意加盟の医師会とは別に，強制加盟で法的拘束力を持つ医師組織がある．これは日本の弁護士会型で，後者の医師組織から除名された途端に診療ができなくなる．

　最近は，日本でも「弁護士法をモデルに医師法を改正し，強制加入の医師身分団体を組織する」ことが提案されている．しかし，日本医師会は，第二次大戦中，政府によって強制加入化され，それが軍事政権の下部組織になった結果，戦後，アメリカ占領軍の指示で解体され，任意加盟団体として再出発したという歴史的経緯がある．そのために，私はヨーロッパ型への改革は，短期的には現実性がなく，むしろアメリカ型に，任意加盟の医師会の道義的強制力を強め，それに加えて医道審議会を強力な懲罰権を持った市民参加の委員会に改組するほうが合理的ではないかと考えている．ただし，この点はまだ勉強の段階で，あくまでも問題提起である．（以下略．引用文献は省略）

初出一覧

　本書の初出の掲載誌は，次の通りである．元論文は，本文の変更はせず，誤植の訂正と表記法・文献表示様式の統一，見出しの追加・変更のみ行うとともに，各論文の発表年月を論文名の下に（　）で示した．ただし，第1章各節の図表のダブりは調整し，通し番号を付けた．人名の所属・肩書きは，元論文発表時のものである．各論文の【注】と【補論】は元論文発表時のものである．各論文執筆後，本書初校時（2020年7月）までに新たに生じた重要な動きと本文が説明不足と判断した事項の加筆，および本文の記述の誤りの訂正は，本文中に［　］で示すか，本文後の【補注】で示した．あわせて，終章を除く各章の冒頭に，導入的要旨を書き加えた．

序　章　新型コロナウイルス感染症と医療改革
第1節　コロナ危機は中期的には日本医療への「弱い」追い風になる
　　『文化連情報』2020年7月号（508号）：6-11頁（『日本医事新報』2020年5月23日号（5013号）掲載論文に加筆）.
第2節　2020年度第二次補正予算の「医療・福祉提供体制の確保」策の評価と経営困難な医療機関への財政支援のあり方
　　『文化連情報』2020年8月号（509号）：18-23頁（『日本医事新報』2020年7月4日号（5019号）掲載論文に加筆）.
第3節　コロナ感染爆発のアメリカの大統領選挙と医療政策への影響を複眼的に予測する
　　『文化連情報』2020年6月号（507号）：12-16頁（『日本医事新報』2020年5月2日号（5010号）掲載論文に加筆）.

第1章　経済産業省主導の予防医療推進策の複眼的検討
第1節　「千三つ官庁」対「現業官庁」——経産省と厚労省の医療・社会保障改革スタンスの3つの違い
　　『日本医師会医療政策会議報告書』第2章，2020年4月（ウェブ上に公開．日本医師会第6回医療政策会議（2019年9月4日）で報告し，『文化連情報』2019年11月号（500号）に掲載した論文を再構成）．補注は『文化連情報』論文の一部.
第2節　経済産業省主導の「全世代型社会保障改革」の予防医療への焦点化——そ

の背景・狙いと危険性

『文化連情報』2019年1月号（490号）：22-31頁（『日本医事新報』2018年12月1日号（4936号）掲載論文に加筆）.

第3節　予防医療の推進で「ヘルスケア産業」の育成・成長産業化は可能か？

『文化連情報』2019年2月号（491号）：16-21頁.

第4節　保健医療の費用対効果評価に「労働（生産性）損失」を含めるべきか？

『文化連情報』2019年4月号（493号）：16-20頁（『日本医事新報』2019年3月2日号（4949号）掲載論文に加筆）.

第5節　予防・健康づくりで個人に対する金銭的インセンティブや「ナッジ」はどこまで有効か？

『日本医事新報』2019年4月6日号（4954号）：20-21頁.

第2章　日本の病院の未来と地域医療構想（2論文）

第1節　日本の病院の未来

『文化連情報』2020年9月号（510号）（『病院』2020年4月号（79巻4号）掲載の今村英仁氏との対談に加筆.

第2節　地域医療構想における病床削減目標報道の4年間の激変の原因を考える

『文化連情報』2020年1月号：16-22頁（『日本医事新報』2019年12月7日号（4989号）掲載論文に加筆）.

【コラム】『地域医療構想のデータをどう活用するか』書評

医学書院ホームページと同社発行の諸雑誌に2020年7月以降順次掲載.

第3章　地域包括ケアと地域共生社会

第1節　地域包括ケアがネットワークであることに関わって留意すべき3つのこと

『文化連情報』2020年4月号:26-33頁（『日本医事新報』2020年3月7日号（5002号）掲載論文に加筆）.

第2節　「地域包括ケア研究会2018年度報告書」を複眼的に読む

『文化連情報』2019年7月号（496号）：16-22頁.

第3節　「地域共生社会」は理念と社会福祉施策との「二重構造」——地域共生社会推進検討会「中間とりまとめ」を読んでの気づき

『文化連情報』2019年10月号（499号）：20-25頁.

第4節　地域共生社会推進検討会「最終とりまとめ」を複眼的に読む

『文化連情報』2020 年 3 月号：18-22 頁（『日本医事新報』2020 年 2 月 1 日号（4997 号）掲載論文に加筆）．

補節　『平成 30 年版厚生労働白書』をどう読むか？

『日本医事新報』2019 年 8 月 3 日号（4971 号）：58-59 頁．

第 4 章　「全世代型社会保障改革」関連文書を複眼的に読む

第 1 節　「全世代型社会保障検討会議中間報告」を複眼的に読む

『文化連情報』2020 年 2 月号：20-25 頁（『日本医事新報』2020 年 1 月 11 日号（4994 号）掲載論文に加筆）．

第 2 節　「骨太方針 2019」の社会保障改革方針をどう読むか？

『日本医事新報』2019 年 7 月 6 日号（4967 号）：58-59 頁．

第 3 節　「骨太方針 2020」の社会保障・医療改革方針をどう読むか？

『日本医事新報』2020 年 8 月 1 日号（5023 号）：54-55 頁．

補節　日医総研「日本の医療のグランドデザイン 2030」を複眼的に読む

『文化連情報』2019 年 6 月号（495 号）：18-22 頁．

第 5 章　医療経済・政策学の基礎知識と論点

第 1 節　医療経済学の視点・基礎知識と最近のトピックス

『医学のあゆみ』271 巻 8 号（2019 年 11 月 23 日号）：691-693 頁．

第 2 節　患者の「（医療機関）選択の自由」は絶対か？

『日本医事新報』2019 年 9 月 7 日号（4971 号）：58-59 頁．

第 3 節　医療政策の 3 大目標（質・アクセス・費用）のトリレンマ説の妥当性を考える

『文化連情報』2019 年 12 月号（501 号）：16-22 頁（『日本医事新報』2019 年 11 月 2 日号（4984 号）掲載論文に加筆）．

第 4 節　医療の質・効果の評価について原理的に考える

『文化連情報』2020 年 5 月号：17-22 頁（『日本医事新報』2019 年 4 月 4 日号（5006 号）掲載論文に加筆）

【コラム】『ちょっと気になる政策思想──社会保障と関わる経済学の系譜』書評

『日本医事新報』2018 年 10 月 20 日号（4930 号）：66 頁．

終　章　私の「医療者の自己改革論」の軌跡

初出一覧

『文化連情報』2019 年 9 月号（498 号）：10-17 頁（2017 年 10 月 4 日に日本医師会第 5 回医療政策会議で行った報告に加筆）．

あ と が き

　本書には，前著『地域包括ケアと医療・ソーシャルワーク』（勁草書房）
を出版した 2019 年 1 月から 2020 年 9 月までの 1 年 9 か月間に，『文化連情
報』や『日本医事新報』等に発表した 24 論文と 2 つの書評を収録しました．
（1 つの書評のみ 2018 年 10 月発表）．今回も，全論文を「歴史の証言」として
そのまま収録し，元論文発表後 2020 年 7 月までに生じた新しい重要な動き
等は，本文中または本文末に補足しました．

　実は本書の出版を最初に企画したのは 2019 年 11 月で，そのときは『20
年代初頭の医療』と穏当な（？）書名にしようと思っていました．しかし，
2020 年に入って新型コロナウイルス感染症（COVID-19）の流行が日本と世
界で突発したため，3 〜 6 月は，それが医療と社会に与える影響についての
勉強と研究に没頭し，本書序章に収録した 3 論文とそれらの元論文 3 論文を
執筆しました．幸い，それらには予想を超える大きな反響があったため，書
名を『コロナ危機後の医療・社会保障改革』に変えました．序章ではコロナ
危機が医療に与える影響しか書けませんでしたが，それが社会に与える影響
については，BuzzFeed Japan のインタビューで論じたので，併せてお読み
ください（聞き手：岩永直子氏．7 月 4 - 5 日公開．https://www.buzzfeed.com/
jp/naokoiwanaga/covid-19-niki）．そこで，私が一番強調したのはコロナ危機を
「100 年に一度の危機」と呼ぶのは過大評価であり，「コロナで社会は大きく
は変わらない」ことです．

　序章と共に私が力を入れて書いたのは第 1 章で，2018 年 11 月〜 2019 年 3
月に集中的に 5 論文を執筆しました．それらでは，安倍晋三内閣が経産省主
導で進めている，予防医療の推進により医療費抑制と「ヘルスケア産業」育

成の同時実現を目指す政策がエビデンスに基づかないファンタジーであることを示しました.「骨太方針2020」では,予防・健康づくりは後景に退いており,私の批判がそれなりの役割を果たしたと感じています.

　他面,コロナ問題に没頭したため,当初予定していた2020年度診療報酬改定を分析する論文が書けなかったのは残念です.

　私は本年7月に73歳になりましたが,心身とも健康であるため,今後も研究と言論活動および社会参加を,可能な限り長く——少なくとも85歳までは——続けようと考えています.『文化連情報』と『日本医事新報』の連載,および「二木立の医療経済・政策学関連ニューズレター」(http://www.inhcc.org/jp/research/news/niki/)の配信は,編集部と読者からの要望がある限り続けます.併せて,『病院』2020年4月号から始めたが,私の怠慢のため中断している連載「医療提供体制の変貌——病院チェーンと保健・医療・福祉複合体を中心に」もすぐ再開し,次の著作につなげようと決意しています.

　最後に,コロナ感染症のために今まで以上に困難な出版事情であるにもかかわらず,いつも通りスピーディーな作業をしていただいた勁草書房編集部の橋本晶子さん,本書の元論文発表の場を継続的に提供していただいた『文化連情報』新旧編集長の池上弘人さんと小磯明さん,『日本医事新報』編集部の永野拓紀子さん,および論文草稿に対してコメントや貴重な情報をいただいた多くの友人に感謝します.特に第1章第1節,同第4・5節,第5章第2・3節,同第4節は,それぞれ,友人の全国紙記者,若手研究者,厚生労働省関係者,リハビリテーション医療関係者から講演や勉強会で出された率直な質問や疑問が契機になって執筆しました.お礼申しあげます.

　2020年7月

二 木 　 立

事項索引

事項索引

人名索引

著者略歴
1947 年生
1972 年　東京医科歯科大学医学部卒業
　　　　代々木病院リハビリテーション科科長・病棟医療部長,
　　　　日本福祉大学教授・副学長, 学長を経て
現　在　日本福祉大学名誉教授
著　書　『保健・医療・福祉複合体』(医学書院, 1988),『医療経済・政策学の視点と研究方法』(勁草書房, 2006),『民主党政権の医療政策』(勁草書房, 2011),『TPP と医療の産業化』(勁草書房, 2012),『安倍政権の医療・社会保障改革』(勁草書房, 2014),『地域包括ケアと地域医療連携』(勁草書房, 2015),『地域包括ケアと福祉改革』(勁草書房, 2017),『医療経済・政策学の探究』(勁草書房, 2018),『地域包括ケアと医療・ソーシャルワーク』(勁草書房, 2019) 等

コロナ危機後の医療・社会保障改革

2020 年 9 月 15 日　第 1 版第 1 刷発行

著　者　二　木　　　立

発行者　井　村　寿　人

発行所　株式会社　勁　草　書　房
112-0005 東京都文京区水道 2-1-1　振替 00150-2-175253
（編集）電話 03-3815-5277／FAX 03-3814-6968
（営業）電話 03-3814-6861／FAX 03-3814-6854
三秀舎・松岳社

©NIKI Ryū　2020

ISBN978-4-326-70116-2　　Printed in Japan

二木　立　著 ───────────────────────────

90 年代の医療　　　　　　　　　　　　　　　　　　2100 円
「医療冬の時代」論を越えて

複眼でみる 90 年代の医療　　　　　　　　　　　　2400 円

90 年代の医療と診療報酬　　　　　　　　　　　　2300 円

介護保険と医療保険改革　　　　　　　　　　† 3400 円

21 世紀初頭の医療と介護　　　　　　　　　　† 3800 円
幻想の「抜本改革」を超えて

医療経済・政策学の視点と研究方法　　　　　† 3300 円

介護保険制度の総合的研究　　　　　　　　　　3200 円

医療改革　　　　　　　　　　　　　　　　　† 3600 円
危機から希望へ

医療改革と財源選択　　　　　　　　　　　　† 3500 円

民主党政権の医療政策　　　　　　　　　　　† 3200 円

福祉教育はいかにあるべきか　　　　　　　　　2500 円

TPP と医療の産業化　　　　　　　　　　　　　2500 円

安倍政権の医療・社会保障改革　　　　　　　　2400 円

地域包括ケアと地域医療連携　　　　　　　　　2700 円

地域包括ケアと福祉改革　　　　　　　　　　　2500 円

医療経済・政策学の探究　　　　　　　　　　　5000 円

地域包括ケアと医療・ソーシャルワーク　　　　2500 円

───────────────────────── 勁草書房刊

＊表示価格は 2020 年 9 月現在. 消費税は含まれておりません.
†はオンデマンド版です.